CG動画でわかる！
肩甲難産・骨盤位への対応

肩関節の動きからみた肩甲・上肢解出法

編集

竹田　省　順天堂大学医学部産婦人科学講座 特任教授
牧野真太郎　順天堂大学医学部産婦人科学講座 先任准教授
竹田　純　順天堂大学医学部産婦人科学講座 准教授

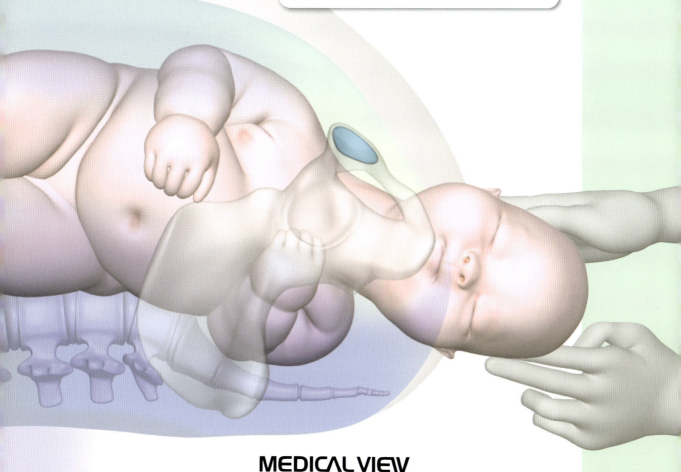

MEDICAL VIEW

本書では，厳密な指示・副作用・投薬スケジュール等について記載されていますが，これらは変更される可能性があります．本書で言及されている薬品については，製品に添付されている製造者による情報を十分にご参照ください．

Management of Breech Delivery and Shoulder Dystocia
(ISBN978-4-7583-1758-0 C3047)

Editors : Satoru Takeda, Shintaro Makino, Jun Takeda

2019. 4. 1 1st ed

©MEDICAL VIEW, 2019
Printed and Bound in Japan

Medical View Co., Ltd.
2-30 Ichigayahommuracho, Shinjukuku, Tokyo, 162-0845, Japan
E-mail   ed@medicalview.co.jp

序　文

　一人で当直し，McRoberts手技，恥骨上圧迫法でも娩出できない肩甲難産に遭遇したときどうする？　予定帝切の骨盤位が陣発し，入院時に殿部が見えていたらどうする？

　骨盤位牽出術の失敗談や成功談，手技のコツ，肩甲難産の次の一手など多くの教科書に書かれていない知識や産科手技を先輩達から学んできた．しかし，昨今の医師達は忙しい日常業務に追われ，また体験する症例も少なく実際どうすればいいのかわからないという．筆者自身も研修1年目の初当直の出先で初めて骨盤位分娩に遭遇し，部長を呼んだが間に合わず一人で牽出術を施行した．教科書，耳学問の知識で無事に娩出できたが，薄氷を踏む思いであった．足位でもメトロイリンテルやコルポイリンテルを用いて経腟分娩を行い，その後単殿位，複殿位のみに変更したが，2000年頃までに1,000例以上の経腟分娩を経験してきた．現在は，夜間も常時熟練者を配置できず経腟分娩を断念しているが，まれに急速に進行し経腟分娩となる症例に遭遇する．

　海外では，帝王切開術の増加に伴う弊害などから安易な帝王切開術が見直され，最近の論文では，症例を選べば骨盤位経腟分娩の予後は良好であるとして，経腟分娩が見直されている．また，骨盤位外回転術もガイドラインで推奨されている．このため，経産婦の骨盤位や第二児骨盤位の双胎経腟分娩など症例を選択し経腟分娩を行うようになってきており，骨盤位牽出術は習得すべき技術として教育されている．骨盤位の予定帝王切開術で大腿骨を骨折させたなどの話を聞くにつけ，筆者らの経験をわかりやすく残しておきたいと考えたことが本書出版のきっかけである．

　産科技術の習得は，いくら細かく書かれた図の多い教科書を見ても，その立体的イメージがつかめず，よく理解できないことが多い．また，臨床現場でのon the job trainingも難しく効率も悪い．American College of Obstetricians and Gynecologists（ACOG）やRoyal College of Obstetricians and Gynaecologists（RCOG）では模型を使っての学生や若手医師への技術研修を定期的に行っており，考え方，適応，正しい施行法などを系統的に学べる機会がある．このようなトレーニングと同時にその理論や方法，うまくいかないときの次の一手などを手術書やCGなどを用いた教材で勉強することは臨床現場ですぐにでも役立つと思われる．

　肩甲難産や骨盤位牽出術では両肩長軸をいかに短縮させて骨盤内を通過させるかが重要であり，そのための肩関節の動きに焦点を当てて手技を詳細にCGで示した．本書は，あくまで筆者らが指導を受け，文献を読み，自分なりに体験・解釈し，新たな理論を吹き込み臨床現場で行っている技法を解説している．文献にあるオリジナルの方法とは多少異なっているところもあるが，お許し願いたい．医学部，看護学部の学生や看護師，助産師，医師の肩甲難産や骨盤位牽出術，外回転術の知識や技術習得に役立つと確信している．また，臨床現場でその都度CG動画を見直し，症例と対峙することにより，安全な分娩管理の一助になることを願っている．株式会社日興印刷の方々に御協力を戴きCGを用いて解説している「分娩のしくみと介助法」，「児頭下降度の評価と鉗子遂娩術」の兄弟本共々お役に立てればと願っている．

2019年3月

竹田　省

CG動画でわかる！
肩甲難産・骨盤位への対応
肩関節の動きからみた肩甲・上肢解出法

1章　総論

肩甲難産・骨盤位牽出術における
肩甲・上肢娩出の原理 ……………………………………………………………… 2
  肩甲・上肢の産道通過の原理 ………………………………… 3
  肩関節の動きと肩幅縮小の原理 ……………………………… 7
  肩甲難産の娩出原理 …………………………………………… 9
  骨盤位牽出術 …………………………………………………… 10

2章　肩甲難産

1　肩甲難産とは ……………………………………………………………… 12
  定義 ……………………………………………………………… 13
  肩甲難産の要因 ………………………………………………… 13
  肩甲難産に関するエビデンス ………………………………… 14
  選択的帝王切開の適応 ………………………………………… 14

2　肩甲難産の合併症 ……………………………………………………… 16
  児の合併症 ……………………………………………………… 16
  母体の合併症 …………………………………………………… 17

3　肩甲難産娩出のストラテジー ………………………………………… 20
  実際の流れ ……………………………………………………… 20

Contents

4 肩甲難産を娩出するメカニズム ... 24

McRoberts 体位 ... 24
McRoberts 体位の意義 ... 24

恥骨上圧迫 ... 27
恥骨上圧迫の意義 ... 27
恥骨上圧迫の実際 ... 28

5 Rubin 法 ... 32
Rubin 法の意義 ... 32
Rubin 法の実際 ... 32

6 Schwartz 法 ... 35
Schwartz 法の意義 ... 35
Schwartz 法の実際 ... 35

7 Woods corkscrew 法 ... 37
Woods corkscrew 法の意義 ... 37
Woods corkscrew 法の実際 ... 37
reverse corkscrew 法の実際 ... 40

8 開腹・子宮切開 ... 42
最終手段として腹部切開を行う ... 42

3章 骨盤位

1 骨盤位 ……… 46
骨盤位とは ……… 46
分類 ……… 46
原因 ……… 49
診断 ……… 49

2 骨盤位の分娩様式と経腟分娩の適応基準 ……… 50
骨盤位分娩のリスク ……… 50
分娩様式の選択 ……… 51
骨盤位分娩の適応基準 ……… 53

3 骨盤位の合併症 ……… 56
妊娠中の注意点 ……… 56
分娩中の合併症 ……… 57
母体の合併症 ……… 60
児の合併症 ……… 61

4 骨盤位外回転術 1 ……… 63
骨盤位外回転術の意義 ……… 63
外回転術の適応と禁忌 ……… 64
インフォームドコンセント ……… 65
外回転術のプロトコール・手技 ……… 65
合併症の種類・頻度および対応 ……… 70

Contents

骨盤位外回転術 2 ... 71
- 実施前の確認事項 ... 71
- 処置中のコツ ... 73
- 処置後の対応 ... 76

5 骨盤位分娩の管理法と牽出手技 ... 77
- 骨盤位牽出術のストラテジーと注意点 ... 77
- 管理法 ... 78
- 双胎第二児の骨盤位の管理法 ... 79
- 殿部・躯幹の把持 ... 80
- 実際の牽出法 ... 83
- 上肢挙上や後頸部に上肢がはまり込んだ場合 ... 95

6 後続児頭の娩出法 ... 99
- Bracht 法 ... 99
- Mauriceau 法，Veit-Smellie 法 ... 100
- Prague 法 ... 102
- 後続児頭鉗子 ... 103

7 緊急帝王切開術の注意点 ... 106
- 骨盤位帝王切開術の特徴 ... 106
- 分娩中の管理 ... 107
- 胎児心拍異常や臍帯脱出時の対応 ... 108
- 帝王切開術 ... 108

Index ... 114

執筆者一覧

■ 編集

竹田　省	順天堂大学医学部産婦人科学講座特任教授
牧野真太郎	順天堂大学医学部産婦人科学講座先任准教授
竹田　純	順天堂大学医学部産婦人科学講座准教授

■ 執筆者［掲載順］

竹田　省	順天堂大学医学部産婦人科学講座特任教授
牧野真太郎	順天堂大学医学部産婦人科学講座先任准教授
鈴木　敏史	順天堂大学医学部産婦人科学講座助教
竹田　純	順天堂大学医学部産婦人科学講座准教授
丸山洋二郎	順天堂大学医学部産婦人科学講座助教
小川　浩平	国立成育医療研究センター周産期・母性診療センター産科医員
木下　二宣	成城木下病院院長
木下　勝之	成城木下病院理事長

DVD制作協力

　　株式会社　日興印刷

1章

総論

肩甲難産・骨盤位牽出術における
肩甲・上肢娩出の原理　　　2

1章 総論

肩甲難産・骨盤位牽出術における肩甲・上肢娩出の原理

> **Point**
>
> - 体の横幅の中では肩幅（肩甲周囲断面横幅）が最も広く，骨盤内を通過する際に問題となる．骨盤位の上肢挙上の際に肩幅は最大になる．その肩幅を変形・短縮させたり，骨盤の広い径に一致させるように誘導する3つの操作原理を理解する．
> - その原理は，①片側肩関節の挙上（両肩同時の骨盤内への進入を避ける），②肩関節の内旋（肩幅の短縮と前腕の胸壁への密着），③両肩軸を骨盤斜径や横径に一致させる，である．
> - 肩甲難産では，①前在の肩を先に骨盤内に誘導し，両肩同時に進入しないようにする（恥骨上圧迫）．その逆（後在の先進）もある（Schwartz法）．②肩を前方に押し出す（肩関節の内旋：Rubin法，Woods corkscrew法）と肩幅は短縮する．肩の内旋誘導は児背部よりの操作で前方に押し出すように行う．③骨盤入口面は前後径より斜径，横径のほうが広いため，両肩軸を前後径より斜径や横径に一致するように誘導する（Woods corkscrew法，reverse corkscrew法）．
> - 肩甲難産時の恥骨上肩甲圧迫は，児背より肩を骨盤斜径に一致するよう，恥骨下面をくぐる（前在肩の先進および内旋する）ように行う．真下に圧出するのではない．
> - 骨盤位の古典的肩甲上肢解出法は，②後在上肢から児背より肩を前方に押し（肩関節の内旋），児前腕を胸壁に密着させて行う．③両肩軸が斜径に一致することにもなる．上肢解出は児躯幹を上方に牽引して行うため，①後在肩甲が先進することにもつながる．肩甲上肢解出法は必ず児背部から同名手で操作する．
> - 上肢挙上の場合，特に②肩関節内旋操作が重要で，上腕，前腕を顔面，頭部に接するように下降させる．
> - 横8字型骨盤位牽出術は，斜め下方に躯幹を牽引（③両肩軸が骨盤斜径に一致する）し，次いで上方に牽引（①後在肩甲と上肢の先進）しながら児背を反対側に回旋させ，対側下方に牽引（肩甲・上肢が挙上せず自然解出）する．

肩甲・上肢の産道通過の原理

分娩進行は分娩の三要素（産道，胎児，娩出力）により決定され，その異常はこの要素のどこかに問題があるといえる。

骨盤入口面においては，胎児と骨産道の関係から分娩進行に影響するものとして，児頭の大横径と骨盤入口面における最短距離である産科学的真結合線が重要で，実際，児頭骨盤不均衡の診断に用いられている。胎児のなかで最も広い横幅は肩幅（肩甲周囲横断面の長径）であるが，この断面は主に肩甲骨の可動域の広さから変形，縮小が可能であり，通常の分娩においては問題となることはない（図1）。

しかし，肩甲難産や骨盤位牽出術では，通常の肩幅の変化，変形では骨盤通過が困難となる。この際の対応には，肩甲娩出法や肩甲上肢娩出法に精通するだけでなく，骨盤の解剖学的特徴，肩関節の可動域，可動方向を知っておくことが大切である。この理解こそが，確実な肩甲難産の対応法や骨盤位牽出術，上肢解出法を行うこと，そして安全な児娩出を可能とする。万が一最初の方法で娩出できなくても，落ち着いて次の方法を施行することができる。

児頭骨盤不均衡（CPD）
cephalopelvic disproportion

図1 児の肩幅と骨盤各部位の内径の関係

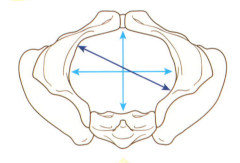
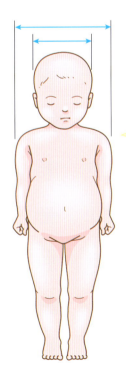

骨盤の内径は各部位により異なるが，入口部では通常，前後径が短く，斜径や横径のほうが長い。肩が入口面を通過する際，児の両肩軸が前後径に一致するより斜径や横径に一致するほうが骨盤内に進入しやすい。
また，骨盤の入口面の形は女性型，男性型，類人猿型，扁平型など個々により異なり，さまざまである。このため肩甲が狭い部分を通過できず，停滞し，下降しないときはより広い径線に一致するように移動させることが重要である。③両肩軸が骨盤前後径に一致して停滞した場合，児の両肩軸をより広い骨盤斜径や横径に一致させるように移動させる操作が重要となる。

児は頭部大横径より肩幅のほうが長く，分娩進行とともに両肩幅を変形，短縮させて骨盤内を通過していく。
肩の動きとしては①前在肩甲の先進（肩の挙上），②肩の内旋（肩が前方に出て丸まった状態）である。

第一の操作：前在肩甲の先進

　肩関節を動かし，肩幅を変化，変形させ，その肩幅長径を短縮させることが大切である。

　正常分娩である前方後頭位の場合，児頭娩出後に肩甲を娩出する際，児頭を下方に牽引して前在肩を先に娩出させる。この肩甲娩出法は，肩甲周囲断面から見ると，体軸に対して前在肩を上方に挙上させ，その断面長径を小さくして恥骨下をくぐるように骨盤内に誘導，通過させることになる（図2）。肩甲難産は，このような牽引では娩出されない状態であるため，この肩甲周囲断面長径を骨盤に対してさらに縮小させることが重要となる。

　第一の操作は，さらなる前在肩甲の先進，骨盤内への肩甲挙上である。恥骨上圧迫により肩甲先進，挙上が誘導される。

図2　前在肩甲の先進（肩の挙上）

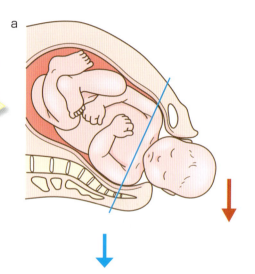

正常分娩では，頭部が娩出された後は，前在肩甲を娩出するように介助する。頭部を第4回旋させ下方に牽引すると，前在肩甲が先進（側面から見ると前在肩甲が後在肩甲より挙上し，先進）し，恥骨後面をくぐり，娩出される。

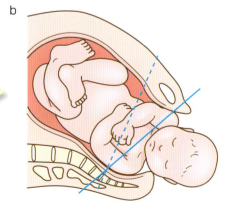

両肩同時には骨盤内に進入，娩出できないため，前在肩甲を先進させる。ワインのコルク栓を抜くように，下方牽引（前在肩甲娩出）次いで上方牽引（後在肩甲娩出）すると肩甲が娩出される。
肩甲難産の場合はさらに困難で，前在肩甲の先進のみでは娩出されず，肩甲の内旋や両肩軸の移動などの操作が必要になることがある。骨盤位の肩甲上肢の解出でもこの3つの肩関節の動きや両肩軸の移動の概念の理解が重要である。

Column: ワインの栓抜きの原理と骨盤位牽出術

　飲みかけのワインのコルク栓を抜くときに，まっすぐ引っ張る者はいない。通常は上下に揺らしながら引っ張るだろう。これは，まっすぐ引っ張るとコルク全周に摩擦抵抗が生じ動かないが，上下に振子様に動かすと伸縮するコルクの伸展側のみに抵抗が生じるため小さな力で動くことになるからである。次いで反対側に牽引すると，抜けてきた伸展側のところが支点となり，その反対側が牽引され，これを繰り返すと少ない力で徐々に抜けていくことになる。

　骨盤位牽出術でもワインの栓抜き同様に，児の躯幹を上下に振子様に牽引したり，横8字 (斜め下方，上方，対側斜め下方，上方) 方向に牽引することにより児娩出にいたる。骨盤は恥骨が正面にあり，恥骨弓が前方に開いているため躯幹を上方に動かしやすく，児の後方にスペースを作りやすい。このため上肢解出など骨盤内の操作は児の後方，仙骨側で行い，術者は胎児と同じ側の手 (同名手) を用いて操作する。肩甲や上肢の解出術は児の後方より同名手を用いて行う。

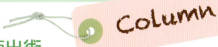

第二の操作：肩関節の内旋

　第二の操作は，肩関節の内旋である (図3)。Rubin法，Woods corkscrew法がそれに当たる。前在肩甲のさらなる先進，挙上を促すことにより，肩甲周囲断面のさらなる縮小が図られる。後在に届かなければ前在の操作のみを行う。また，肩を背部から前方に押すと肩関節を内旋させることができ，肩幅をさらに縮小させることができる。

　上肢解出術では，この操作は同時に前腕が躯幹に接するように移動するため，上肢解出の操作がしやすくなる。

Rubin法
32ページ参照

Woods corkscrew法
37ページ参照

第三の操作：両肩軸の回旋・誘導

　第三の操作は，両肩軸を骨盤の前後径より斜径に一致するように回旋させることである。骨盤入口面や濶部での径線では前後径より斜径，横径の方が長く，児の両肩軸を斜径もしくは横径に一致させるように回旋させると骨盤内に嵌入させられ，また骨盤内操作が容易になる (図4)。Woods corkscrew法，reverse corkscrew法がそれに当たる。

reverse corkscrew法
40ページ参照

図3 肩関節の内旋

肩関節の内旋とは，脇を締めて上腕を躯幹に付けた状態で前腕を内側に向けることである。肩関節が前方に移動し，両肩軸が短縮する。寒いときに肩が縮こまり震えているときの状態であり，前腕が体幹に接することになる。

逆に胸を張ったり，脇を開いて上腕を躯幹から離したり，上肢を挙上すると，両肩幅は長くなる。両上肢を挙上する肩幅は最も長くなり，自然娩出は極めて困難になる。

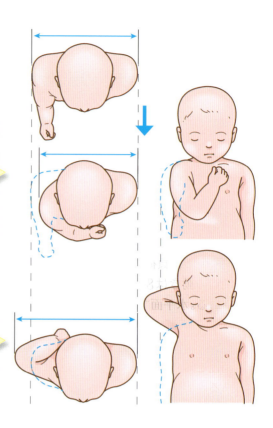

図4 両肩軸の回旋・誘導

頭位であれ骨盤位であれ両肩軸が骨盤の前後径に一致していると骨盤内に進入し難い。このため前後径より広い斜径や横径に一致するように両肩軸を回旋させたり，誘導して骨盤内通過を容易にする操作を加えることが，肩甲難産の娩出であれ骨盤位牽出術であれ重要となる。

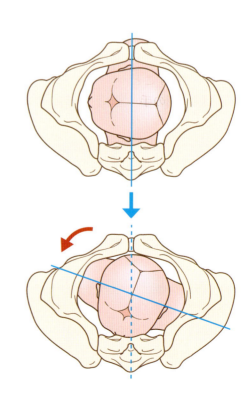

肩関節の動きと肩幅縮小の原理

　肩関節は上腕骨，肩甲骨，鎖骨の3つの骨と靱帯，筋肉，滑液包などのさまざまな軟部組織によって形成され，いろいろな動きが可能になっている．上肢や肩を娩出させるにはその動きに精通し，可動域がどちらで，どちらの方向に動かせばより小さな周囲径になり，娩出しやすくなるかなどを理解する必要がある．肩幅は児頭の大横径より広いが，さまざまな肩の動き，変形や位置を変えることによって，肩幅径を短くして娩出可能となる．上肢は後方への可動域は狭く，体幹前面での操作が行いやすいことと，狭い子宮内での上肢の動きは制限されているので，体幹に沿ったほうが動かしやすいし，負荷もかかりにくい．

　肩関節の動きは8種類あり，前額面では外転・内転，矢状面では屈曲・伸展がある．水平面では，腕を水平に伸ばした状態で，水平伸展（水平外転）・水平屈曲（水平内転）する動きと，脇を締めて上腕を体幹に付けた状態で，前腕を外旋・内旋する動きがある．

　肩幅径を短くするには，肩関節を水平屈曲させ，かつ内旋させると効果的である．肩関節は前方に転位し，肩幅径は短縮し，前腕は体幹前面に接するようになり，上肢を解出しやすくなる．このため，肩甲の解出や娩出は，肩甲難産にしろ骨盤位にしろ必ず児背からアプローチし，肩関節を前方に押し出す操作を基本としている．

　肩甲難産で恥骨上から肩甲を押す場合，児背から肩関節を前方に押し出すようにすることが重要であるし，Rubin法では児背方向から同様に肩を児前方に押すことが大切である．骨盤位の肩甲・上肢解出法では，術者は児と同様側の手（同名手）を用い，児背からアプローチする．この際，術者は肩関節を児背部から押し出すように水平屈曲，かつ内旋させ，児上肢を体幹前面に位置させ解出操作を行いやすくする．

　骨盤位で上肢が挙上したり，後頭部や後頸部に挙上転位（nuchal arm）した場合に最も肩幅径が広くなり，肩甲・上肢の娩出がきわめて困難になる．nuchal armの場合，肩関節は外転，水平伸展しており，通常の上肢解出術よりもさらに肩を強く水平屈曲させ，顔面に挙上上肢を位置するようにする．次いで肘関節面に指をかけ挙上上肢を顔面，体幹に沿うように下降させ上肢解出させることがコツである．

　肩甲難産の場合，前在肩関節を水平屈曲，内旋させるように恥骨上を押すのみならず恥骨結合下をくぐるように先進させる．Rubin法においても前在肩甲を手前（肩を挙上）に引くようにし，後在肩甲は後方（肩を押し上げる）へ押しやるようにする．すなわち前在肩甲を骨盤内へ先進させ，前在肩甲と後在肩甲が並行して骨盤内へ同時に進入しないようにする．

前額面
coronal plane

矢状面
sagittal plane

水平面
axial plane

nuchal arm
61ページ参照

図5 肩関節の動きと肩幅縮小の原理

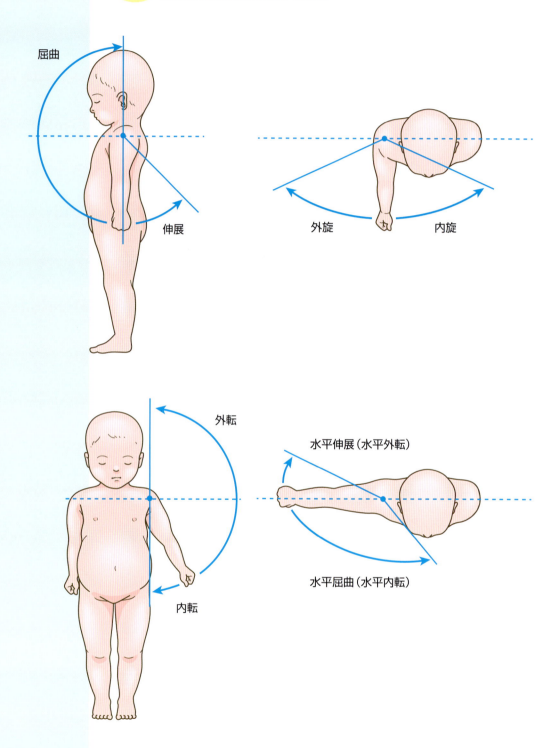

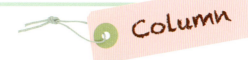

肩関節の内旋とは？

　胸を張って"威張っているような姿勢"と"寒がって縮こまっている姿勢"では，両肩幅は"寒がって縮こまっている姿勢"つまり内旋しているほうが短縮する。

　肩関節の内旋とは，肩が前方に押し出され，上肢，特に前腕が前胸壁に密着するようになることである。

　この肩幅を短縮させる技術は，肩甲難産の対応処置や骨盤位の上肢解出術を的確に施行するうえで，かつ児損傷をなくすうえで，きわめて重要となる。

　肩甲難産では，恥骨下を肩がくぐり通過する際の重要な姿勢を作り出す。また，上肢解出術では児の上肢が前胸壁に密着し，安全に操作しやすくなる。

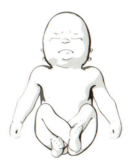
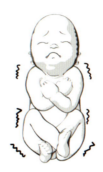

 ## 肩甲難産の娩出原理

　肩甲難産では，この3つの①前在肩甲の先進，②肩関節の内旋，③両肩軸の回旋・誘導の操作を理解し，これを念頭に操作を行うことが重要である。肩甲難産時の恥骨上肩甲圧迫は，児背より肩を骨盤斜径に一致するよう，恥骨下面をくぐる（前在肩の先進および内旋する）ように行う。真下に圧出するのではない。Rubin法では，両肩軸を斜径にするよう，前在肩を先進，内旋させ，後在肩は押し下げるように，骨盤斜径に一致するように回旋させる。

1) 保母るつ子, 竹田 省：周産期 分娩の管理 骨盤位－経腟か, 帝王切開か－ 産婦の実際 2003；52：1873-7.
2) 保母るつ子：骨盤位娩出術. 木下勝之, 竹田 省（編集）, 産科周術期管理のすべて.（第1版）. p229-32, メジカルビュー社, 東京, 2005.
3) 竹田 省：D. 産科疾患の診断・治療・管理 12. 骨盤位娩出術. 日産婦誌 2008；60：N92-9.

nuchal arm
95ページ参照

Bracht法
87ページ参照

横8字型骨盤位牽出術
83ページ参照

4) S Suzuki, K Kubonoya, Y Takeishi: Trends in mode of delivery for breech presentation in Japan: 'Transverse figure 8 breech delivery'. Hypertens Res Pregnancy 2018. December 23 2018. https://doi.org/10.14390/jsshp.HRP2018-010

骨盤位牽出術

　古典的肩甲上肢解出法は，娩出した両下肢，躯幹を上方に牽引した後，後在上肢を児背より同名手で肩を内旋し，斜径に一致するようにして行う。児の下方，仙骨前面部にスペースができ肩甲，上肢の解出が容易となる。上肢が挙上したり後頸部に回ったり（nuchal arm）した場合には，本法でなければ上肢解出はできないので必須の習得技術である[1〜3]。

　Bracht法では，骨盤入口面では最も広い横径に児の両肩が位置するように肩甲上肢解出を行う。これは，児が小さく，分娩経過順調な症例に行う。

　横8字型骨盤位牽出術[4]は，両肩軸が骨盤斜径に一致するように躯幹を左右にひねりながら上下に振子運動を併用して，肩甲・上肢を自然解出させる方法である（図6）。

図6　横8字型骨盤位牽出術の原理

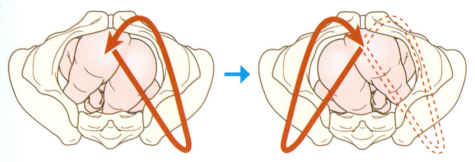

横8字型骨盤位牽出術は，左右の斜め下方に牽引することにより，両肩軸を斜径に一致するように誘導すると同時に恥骨下に前在肩甲を先進させている。さらにその後上方に牽引することにより恥骨で前在肩甲を横斜め後ろから押し，前方に肩を押し出す，いわゆる内旋運動を牽引操作のなかで自然に誘導している。つまり8の字様に牽引することにより，肩甲の3つの動作を同時に連続的に行っていることになり，両肩甲の骨盤内誘導の理想的な形である。

（竹田　省）

2章

肩甲難産

1 肩甲難産とは　　　　　　　　　　　　12

2 肩甲難産の合併症　　　　　　　　　　16

3 肩甲難産娩出のストラテジー　　　　　20

4 肩甲難産を娩出するメカニズム
　　McRoberts体位　　　　　　　　　　24

　　肩甲難産を娩出するメカニズム
　　恥骨上圧迫　　　　　　　　　　　　27

5 Rubin法　　　　　　　　　　　　　　32

6 Schwartz法　　　　　　　　　　　　35

7 Woods corkscrew法　　　　　　　　37

8 開腹・子宮切開　　　　　　　　　　　42

2章 肩甲難産

1 肩甲難産とは

> **Point**
> - 肩甲難産は，肩甲の娩出が遅延した状態である。
> - 肩甲難産のリスクは，妊娠中に評価できるものもあれば分娩中に発生するものもあるため注意が必要である。
> - 肩甲難産の約半数は非巨大児で発生する。
> - 肩甲難産は，ほとんどの症例で予測することが困難である。さらに確立された予防法もない。

図1 肩甲難産
児の肩甲が母体の骨盤入口面を通過せず，前在肩甲が恥骨後面に引っ掛かり，肩甲の娩出が遅延した状態。

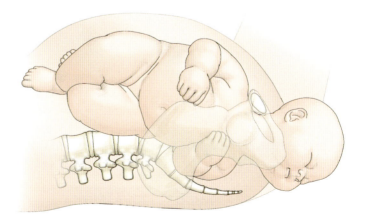

定義

肩甲難産は，児の肩甲が母体の骨盤入口面を通過せず，前在肩甲が恥骨後面に，もしくは後在肩甲が岬角に引っ掛かり，肩甲の娩出が遅延した状態である（図1）。

一般的に，児は肩甲娩出時に肩関節を前方に内旋させて，肩幅を小さくした状態で自ら出やすくして娩出してくる。また，通常，新生児は児頭が最も大きいため，児頭が娩出されれば，その後の肩・胸郭・腹部・下肢は滞ることなく娩出される。一方肩甲難産は，母体骨盤出口部（軟産道）の前後径よりも胎児の肩幅が大きいという特殊な状況で発生する。その状態として考えられるのが，児頭に比べて肩が大きい状態，もしくは肩が内旋していない状態である。

肩甲難産の要因

肩甲難産の最大の要因は巨大児であり，肩甲難産のリスク因子の多くは巨大児の危険因子と同様である。また，肩甲難産の既往，在胎週数（過期産），母体BMIに加え，分娩遷延・分娩促進・器械分娩などの分娩中のリスク因子もあるので注意する（表1）。

超音波胎児計測による巨大児検出の感度は12〜75％，陽性的中率は17〜79％にすぎない[1]。巨大児予想のための各種パラメータ（腹囲測定や軟部組織計測法など）が提唱されているが，一般的な推定体重計測法よりも優れた方法は確立していない。一方で肩甲難産などの異常分娩は非巨大児

1) Chauhan SP, Grobman WA, Gherman RA, et al: Suspicion and treatment of the macrosomic fetus: a review. Am J Obstet Gynecol 2005 ; 193 : 332-46.

表1 肩甲難産のリスク因子

母体リスク因子	分娩中のリスク因子
1) 肩甲難産の既往	1) 分娩第1期遷延
2) 巨大児（>4,500g）	2) 分娩停止
3) 母体糖尿病	3) 分娩第2期遷延
4) 母体BMI>30kg/m²	4) 陣痛促進
5) 分娩誘発	5) 器械分娩
6) 過期妊娠	
7) 骨盤異常	

でも発生し，実際，肩甲難産の半数は非巨大児によると報告されている[2]。分娩損傷（新生児鎖骨骨折・腕神経叢損傷）も約半数は非巨大児である[3]。ただし，腕神経叢損傷のほとんどは後遺症なく回復するが，出生時体重4,500g以上の場合には後遺症が残る頻度が高い[4]。

肩甲難産に関するエビデンス

超音波断層法検査でlarge-for-datesが疑われた単胎妊婦に対して，妊娠37～38週で分娩誘発した群と待機群を比較したランダム化比較試験（RCT）では，誘発群で肩甲難産あるいは児の罹患率が有意に減少することが報告されている[5]。同様に，巨大児が疑われた1,190人の非糖尿病女性を含む4つのRCTを含むメタアナリシスでは，帝王切開，器械分娩，肩甲難産，頭蓋内出血，上腕神経叢麻痺，Apgarスコア<7（5分値），臍帯血pH<7，出生体重，の割合は誘発群・経過観察群で有意差がなかった。誘発群では，分娩時間が有意に短く，出生時体重が4,000gおよび4,500g以上の頻度，分娩時胎児骨折の発生率が有意に低いことが示されている[6]。

選択的帝王切開の適応

超音波断層法検査によるheavy-for-datesの診断は不正確であるが，糖尿病のない妊婦の推定児体重が5,000g以上，糖尿病女性の推定児体重が少なくとも4,500gである疑いのある場合，予防的帝王切開が考えられる。しかしながら，巨大児を疑う場合における計画的な帝王切開については議論の余地がある。帝王切開は，巨大児に関連する分娩時外傷および上腕神経叢傷害のリスクを低減するが，完全に排除するものではないと報告されている[7～9]。わが国と海外での平均出生体重の差を考慮すると，どの程度の推定児体重であれば選択的帝王切開を選択すべきかの明らかなエビデンスは確立されているとはいえない。

後述する肩甲娩出法を行うこととなるが，肩甲難産は母体よりも新生児に大きな合併症を引き起こす。子宮底圧迫（Kristeller胎児圧出法）は，誤ったタイミングで行うと胎児前在肩甲をさらに娩出困難にするのみならず，児損傷の原因となるため行わない。また，児頭の無理な牽引，児の上肢の無理な娩出も同様に胎児損傷となるリスクがある。

---

2) Pundir J, Sinha P: Non-diabetic macrosomia: an obstetric dilemma. J Obstet Gynaecol 2009; 29: 200-5.
3) Perlow JH, Wigton T, Hart J, et al: Birth trauma. A five-year review of incidence and associated perinatal factors. J Reprod Med 1996; 41: 754-60.
4) Kolderup LB, Laros RK Jr, Musci TJ: Incidence of persistent birth injury in macrosomic infants: association with mode of delivery. Am J Obstet Gynecol 1997; 177: 37-41.
5) Boulvain M, Senat MV, Perrotin F, et al: Induction of labour versus expectant management for large-for-date fetuses: a randomised controlled trial. Lancet 2015; 385: 2600-5.
6) Witkop CT, Neale D, Wilson LM, et al: Active compared with expectant delivery management in women with gestational diabetes: a systematic review. Obstet Gynecol 2009; 113: 206-17.
7) Spellacy WN, Miller S, Winegar A, et al: Macrosomia-maternal characteristics and infant complications. Obstet Gynecol 1985; 66: 158-61.
8) Ecker JL, Greenberg JA, Norwitz ER, et al: Birth weight as a predictor of brachial plexus injury. Obstet Gynecol 1997; 89: 643-7.
9) Gregory KD, Henry OA, Ramicone E, et al: Maternal and infant complications in high and normal weight infants by method of delivery. Obstet Gynecol 1998; 92: 507-13.

表2 肩甲難産の際に行ってはならないこと

1) 子宮底圧迫
2) 児頭の無理な牽引
3) 児の上肢の無理な娩出

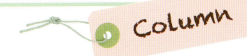

無痛分娩と肩甲難産

　筆者らの施設では，数年間で無痛分娩が急増し，それに伴い鉗子分娩（器械分娩）が約3倍に増加した．しかし，それ以上に産科医であれば怖がるであろう肩甲難産の増加が問題となった．

　以前より恥骨上圧迫までの手技は若手にも教育していたが，Rubin法を含めた肩甲娩出法は少数の上級医師のみが習得しており，若手はシミュレーションで行ったことがあるくらいのものであった．

　「肩甲が出ない」と緊急で呼ばれ肝を冷やすような経験が続いたため，肩甲難産の統一されたストラテジーを作成し，しっかりと教育する必要性を強く感じたことが，本企画を考案したきっかけとなった．

（牧野真太郎）

2章 肩甲難産

2 肩甲難産の合併症

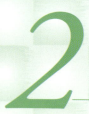

Point

- 肩甲難産には，確立された予防法はない。そのため，母児ともに重篤な合併症を引き起こす肩甲難産に遭遇した場合は，起こりうる合併症を熟知しておく必要がある。

- 母体への合併症は，分娩後出血と第4度会陰裂傷である。

- 児の合併症は，腕神経叢麻痺や骨折，低酸素性虚血性脳症，それに伴う新生児死亡がある。以下，新生児の合併症を中心に概説する。

腕神経叢麻痺
brachial plexus injury；BPI

1) O'Berry P, Brown M, Phillips L, et al: Obstetrical Brachial Plexus Palsy. Current Problems in Pediatric and Adolescent Health Care 2017; 47: 151-5.
2) Dajani NK, Magann EF: Complications of shoulder dystocia. Semin Perinatol 2014; 38: 201-4.
3) Sokol RJ, Blackwell SC: ACOG practice bulletin: Shoulder dystocia. Number 40, November 2002.（Replaces practice pattern number 7, October 1997）. Int J Gynaecol Obstet 2003; 80: 87-92.
4) Gherman RB, Chauhan S, Ouzounian JG, et al: Shoulder dystocia: the unpreventable obstetric emergency with empiric management guidelines. Am J Obstet Gynecol 2006; 195: 657-72.

 ## 児の合併症

腕神経叢麻痺（BPI）

　肩甲難産の新生児合併症で最も多い腕神経叢麻痺（BPI）は，頭位分娩や骨盤位分娩時に児の頸部が強く伸展することにより神経根が損傷することで引き起こされ[1]，肩甲難産の4〜40％の頻度で起こるとされている[2,3,4]（図1）。BPIは，経腟分娩のみならず帝王切開術でもまれだが起こりうるため[5]，出生後には注意深い診察が必要である。

　BPIは，障害される神経根により臨床症状は多様である（表1）。BPIは，C5からC6の神経根障害であるErb-Duchenne麻痺（上腕型麻痺），C8からT1の神経根障害であるKlumpke麻痺（前腕型麻痺）と全麻痺型に分類される。障害部位により臨床症状は異なる（表2）。

母体の合併症

肩甲難産の母体への合併症は，分娩後出血や会陰裂傷である（表1）。

肩甲娩出が困難となった場合は，腟内操作のための追加の会陰切開術や，巨大児であることも多く産道裂傷や弛緩出血を伴うこともあり，輸血が必要となることもある。そのため，人員の確保が大切である。

5) Gherman RB, Goodwin TM, Ouzounian JG, et al: Brachial plexus palsy associated with cesarean section: an in utero injury? Am J Obstet Gynecol 1997; 177: 1162-4.

表1 肩甲難産の合併症

		頻度	リスク因子	備考
母体	分娩後出血	11%	巨大児	―
	3度または4度裂傷	3.8%	巨大児	―
	精神的負荷	N/A	―	―
児	腕神経叢麻痺	4～40%	巨大児，母体糖尿病，Ⅱ期遷延，肥満，母体の過度な体重増加，器械分娩，骨盤位分娩	永続的麻痺は10%以下
	鎖骨骨折	4.8%	―	骨折の大部分は，児の娩出を容易にするための結果として生じている
	上腕骨骨折	5.8%		
	低酸素性虚血性脳症	0.2～23%	児頭が娩出してから体幹が娩出されるまでの時間に相関する	児頭から体幹が娩出される時間が5分以上の場合，リスクが上昇する
	死亡	0.4%	―	―

Dajani, N.K. & Magann, E.F. Complications of shoulder dystocia. Seminars in perinatology. 38, 201-204（2014）より改変．

表2 障害部位による機能障害

障害レベル	障害となる筋	機能障害
C5	三角筋，上腕二頭筋，上腕筋	肩外転/外旋，肘屈曲
C6	上腕二頭筋，上腕筋，腕橈骨筋	肘屈曲，手首伸展，前腕の回外
C7	上腕三頭筋，手関節伸筋群，手関節屈筋群，手指伸筋	肘伸展，手首伸展/屈曲，手指伸展
C8	母指球筋，手関節屈筋群	手首屈曲，手指屈曲
T1	虫様筋，骨間筋	手指外転

O'Berry, P., Brown, M., Phillips, L. & Evans, S.H. Obstetrical Brachial Plexus Palsy. Current problems in pediatric and adolescent health care. 47, 151-155 (2017).

6) Heise CO, Martins R, Siqueira M: Neonatal brachial plexus palsy: A permanent challenge. Arquivos de neuro-psiquiatria 2015; 73: 803-8.

7) Gherman RB, Ouzounian JG, Goodwin TM: Obstetric maneuvers for shoulder dystocia and associated fetal morbidity. Am J Obstet Gynecol 1998; 178: 1126-30.

　Erb-Duchenne麻痺では，上腕は内旋し，前腕は回内位をとり，肘関節は進展し肩の挙上は困難である。典型的なものであるとウェイターがチップを要求する手に似るため"waiter's tip position"と呼ばれる[6]（図2）。手指の把握と手関節の運動は可能である。手関節の背屈が可能であればC7は損傷を免れていると考えられる。患側のMoro反射と上腕二頭筋反射は消失するが，把握反射は残存する。保存的療法にて予後は比較的良好であり2～3カ月で回復することが多い[3]。C3～C4の障害を伴うと横隔神経麻痺を合併し，呼吸障害を生じる。分娩時に片側の不規則な呼吸障害を生じた場合は，胸部レントゲン検査で横隔膜の挙上を認めれば確定診断となるが予後は不良である。

　一方，Klumpke麻痺は，手関節，手指の屈筋群が麻痺し，把握反射が消失する。単独発生は少なく，腕神経叢全体の麻痺としてみられることが多い[2]。上腕型と比較して障害の程度が強く，予後も不良といわれている[1,2]。頸部の交感神経が損傷されると，Horner症候群（眼瞼下垂と縮瞳）を伴う。また，BPIの1/3に骨折を合併していると報告されており[7]，レントゲン検査による確認が必要である。BPIの予後は，大部分は回復し，永久的に残存するのは10%未満である[3]。

図1　腕神経叢麻痺

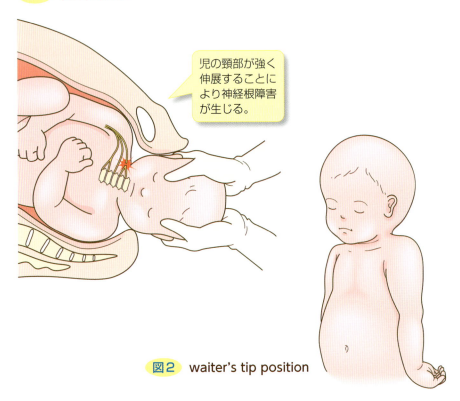

児の頸部が強く伸展することにより神経根障害が生じる。

図2　waiter's tip position

鎖骨骨折・上腕骨骨折

上腕骨・鎖骨骨折（図3）は，肩甲難産の約10％程度に起こるとされている[2]。

鎖骨骨折は，肩甲娩出時に頸部の過伸展や母体恥骨結合の圧迫により生じると考えられている。鎖骨骨折単独では，無症状のことも多いが，患側の呼吸運動障害やMoro反射の左右差を認めた際は，胸部単純レントゲン検査を行う。

上腕骨骨折は，患側の固定を行う必要のある場合もあるが，ほとんどが保存的加療のみで，どちらの症例も問題なく治癒することが多い[2]。

図3 鎖骨骨折・上腕骨骨折

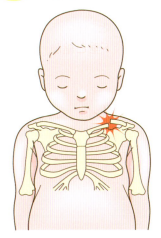
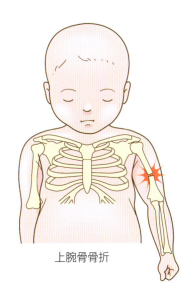

鎖骨骨折 　　　　　上腕骨骨折

低酸素性虚血性脳症（HIE）

肩甲難産になると，急激な臍帯圧迫によるHIEが起こる。Leungらは，肩甲難産200症例の後方視的解析を行い，児頭から体幹娩出時間が1分延びるごとに臍帯動脈血液ガスpHが0.011ずつ低下し，重篤なアシドーシスのリスクが上昇すると報告している[8]。さらに，5分以上となるとHIEのリスクが上昇するため，速やかな新生児蘇生が必要となることが多い。

（鈴木敏史）

低酸素性虚血性脳症
hypoxic ischemic encephalopathy；HIE

8) Leung TY, Stuart O, Sahota DS, et al: Head-to-body delivery interval and risk of fetal acidosis and hypoxic ischaemic encephalopathy in shoulder dystocia: a retrospective review. BJOG 2011; 118: 474-9.

3 肩甲難産娩出のストラテジー

> **Point**
> - 肩甲難産の予測は困難であるため，その対応に習熟している必要がある。
> - 初期対応として人員の確保，新生児蘇生の準備が必要である。
> - 必須の手技として会陰切開術，McRoberts体位，恥骨上圧迫がある。
> - 応用の手技の原理は肩甲を斜径にする方法である。

実際の流れ

　肩甲難産の予測は困難であり，どのようなシチュエーションでも起こりえて，かつその対応は急を要するため，産科医として最も焦燥感に駆られる状態のうちの1つである。本項では肩甲難産娩出のストラテジーについて述べるが，重要なことは，対策が無効の場合には間髪を入れずに次の一手を打つことである（図1）。

　最初に行う事柄として大事なことは，人員の確保と新生児蘇生の準備である。これは，後述するMcRoberts体位では分娩介助者のみでは十分な体位保持ができない可能性があることと，分娩後の新生児は仮死となっている可能性があるからである。人員の確保と同時に会陰切開，McRoberts体位，恥骨上圧迫の3つの対策を行う。ほとんどの症例はこの3つの対策だけで児娩出に至るため，必須の知識・手技である。

　これらの手技を行っても分娩に至らない場合は，次に示す応用の手技に移る。行う手技の順番については議論の余地があると思われるが，筆者らはまずRubin法を行っている。また，両側の会陰切開術もこのころ行っている。それでも娩出に至らない場合は，Schwartz法による後在肩甲の

McRoberts体位
24ページ参照

恥骨上圧迫
27ページ参照

Rubin法
32ページ参照

Schwartz法
35ページ参照

娩出を図る。また，次にWoods corkscrew法を行う。児の肩甲が真横に近い形でも娩出に至らない場合は，肩甲を反対側に回旋させるreverse corkscrew法を行う。これでも娩出に至らない場合はZavanelli法に代表される開腹・子宮切開による娩出法を試みる。

　出生した児は仮死となっている可能性があり，必要に応じて新生児蘇生を行う。また，分娩麻痺や鎖骨骨折などの分娩時外傷を念頭に診察や画像検索を行う。起こった事象や現在の児の状態および障害があった場合の予後について産婦や家族に説明を行う。

Woods corkscrew法
37ページ参照

reverse corkscrew法
40ページ参照

Zavanelli法
42ページ参照

図1 肩甲難産娩出のストラテジー（順天堂大学）

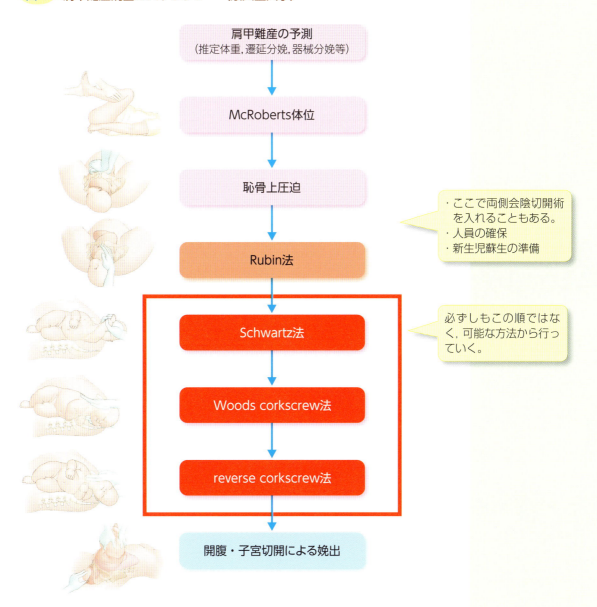

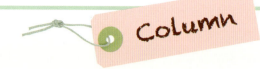

肩甲難産の症例

　多くの肩甲難産例はMcRoberts体位のみもしくは恥骨上圧迫の追加で娩出可能である。その2つの対策で娩出に至らない例もRubin法を追加することでほとんど娩出可能である。しかし，まれに，おそらく肩甲難産となるような多くのリスク因子をもった症例においてはストラテジーにも記したように，さらなる方法が必要であることがある。このコラムでは，筆者らの施設で経験したRubin法までの方法で娩出が困難であった2症例を紹介する。

症例1

　自然陣痛発来で入院となり，希望により無痛分娩の方針となった。Combine spinal epidural anesthesiaにより無痛分娩を行い，子宮口5cmの段階からオキシトシンを用いて分娩促進を実施した。徐々に分娩は進行し，子宮口全開となったが，子宮口全開大から3時間経過しても分娩に至らないため分娩第2期遷延の適応で鉗子分娩となった。鉗子分娩により児頭までは娩出となったが，児頭の牽引によって肩甲が娩出されないため，McRoberts体位をとり，恥骨上圧迫を行った。この方法でも肩甲が娩出されないため，Rubin法によって児の前在肩甲を内転させ肩の軸を斜径としたが，分娩に至らず。Schwartz法を行うため後在肩甲側に術者の手を挿入したところ児の手が触れたため，Schwartz法で娩出を行った。

症例2

　症例1と同様に自然陣痛発来後の無痛分娩導入およびオキシトシンによる分娩促進を行っていた。分娩進行は緩徐ではあるが子宮口全開に至り努責と誘導による分娩を試みたが，子宮口全開大から3時間経過し，分娩第2期遷延の適応で鉗子分娩を行った。児頭まで娩出後，肩甲が娩出されないため，McRoberts体位と児背方向からの恥骨上圧迫を行い，さらにRubin法を行った。Rubin法でも娩出に至らないため，両側会陰切開術を施し，Schwartz法を実践したが，後在肩甲までは術者の手が届くが，上腕や前腕が把持できず，Woods corkscrew法を行うこととした。Woods corkscrew法で児の肩甲を結ぶ軸が横径となったところで左右の肩甲が同時に娩出された。児頭娩出から児全体の娩出までおよそ3分半を要し，新生児蘇生を要したが，分娩麻痺や外傷はなく娩出できた。

　症例2ではSchwartz法での肩甲娩出には至らなかったが，後在の肩甲が押し上がったことでRubin法では斜径にすることができなかった肩の軸を回旋することができた。コルクの栓抜きのように前在→後在と交互に処置をすることで娩出につながったと思われる。
　ストラテジーの項目ではRubin法→Schwartz法→Woods corkscrew法の順に行うと記載している。この順には議論の余地があるとは思われるが，筆者らの施設で経験したこのような症例を踏まえ考えたストラテジーである。

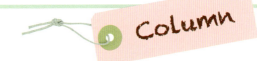

会陰切開術は有効か？

　ストラテジーの項目でも言及したが，肩甲難産の際に会陰切開術を行う施設が多いように思われる。だが，はたして会陰切開術は肩甲難産の娩出に本当に有効なのだろうか？

　Sagi-Dain Lらが2015年に報告した，会陰切開術の肩甲難産の予防と管理について検証したSystematic review[1]においては，肩甲難産の予防と管理に関して会陰切開術の実施を支持する明らかなエビデンスは認めなかったとしている。それどころか，会陰切開術の実施は新生児の外傷と関連するという論文が1編，重度の会陰裂傷と関連するという論文が2編あるとのことであった。

　しかし，いずれもエビデンスレベルとしては高いものではなく，Systematic reviewも1編のみであるため，現時点で会陰切開術を実施しないことを推奨するほどのものではないと思われ，本項では筆者らの施設で行っている（両側）会陰切開術についても言及した。

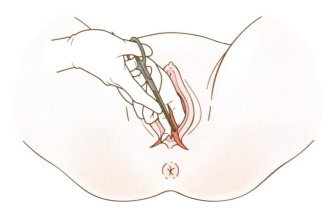

（竹田　純）

1) Sagi-Dain L, Sagi S. The role of episiotomy in prevention and management of shoulder dystocia: a systematic review. Obstet Gynecol Surv 2015; 70: 354-62.

2章 肩甲難産

4 肩甲難産を娩出するメカニズム
McRoberts体位

> **Point**
> - 両下肢を挙上し，膝部を母体腹部に近づける体位がMcRoberts体位である。
> - McRoberts体位により，骨盤傾斜角が小さく，骨盤誘導線の屈曲が緩やかになる。
> - McRoberts体位は単独でも肩甲の娩出に至る必須の手技である。
> - 娩出に至らない場合でも，その後の手技の際にもメリットがあるため，体位を保持する。

McRoberts体位の意義

　助手2名が母体の両側に立ち，両下肢を把持し，膝を母体の腹部に近づけるように大腿を強く屈曲させる体位をMcRoberts体位という（図1a）。助手がいなければ，産婦自身で大腿を持って行うこともある（図1b）。
　肩甲難産は，前在肩甲が恥骨上に，また後在肩甲が仙骨岬に当たってしまうことで分娩が停止すると考えられる。McRoberts体位により，母体の骨盤の実際の寸法が変化することはないが，仙骨が腰椎に対して平行となり産道の膝部が平坦化することにより，骨盤傾斜角が小さくなり骨盤誘導線の屈曲が緩やかになる（図2）。それにより恥骨に引っかかっている前在肩甲や岬角にぶつかっている後在肩甲が下降しやすくなることで，肩甲全体が娩出されてくるものと思われる。この手技のみで肩甲の娩出に至る場合もあるが，娩出に至らず，後述する他の方法の併用が必要な場合もある。その場合においても，骨盤誘導線が平坦なことで肩甲の娩出が図りやすくなるため，McRoberts体位は重要である。

肩甲難産を娩出するメカニズム　McRoberts体位

図1　McRoberts体位

a：助手による介助

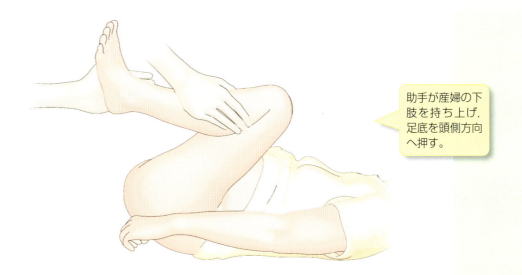

助手が産婦の下肢を持ち上げ，足底を頭側方向へ押す。

b：産婦自身による体位

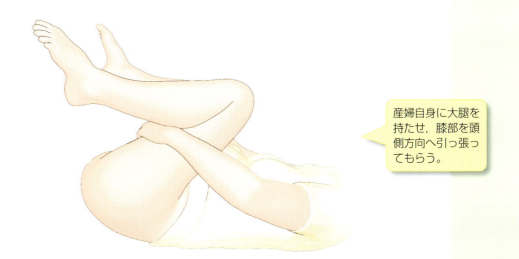

産婦自身に大腿を持たせ，膝部を頭側方向へ引っ張ってもらう。

図2 McRoberts体位の有無による骨盤の動き

a：通常の分娩体位

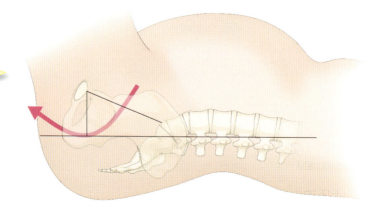

骨盤傾斜角が大きく，骨盤誘導線が背側方向から腹側方向へ急激に変化する。

b：McRoberts体位

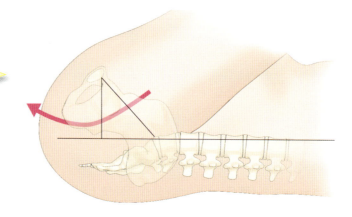

恥骨と仙骨が頭側かつ腹側に移動することで骨盤誘導線が平坦になる。

（竹田　純）

2章 肩甲難産

4 肩甲難産を娩出するメカニズム
恥骨上圧迫

- 子宮底圧迫法は禁忌である。
- 恥骨上圧迫の意義は前在肩甲を内旋することで，肩幅を狭くすることである。
- 肩幅を狭くすることと同時に肩の軸を回旋させることが重要である。
- 恥骨上圧迫は児の背側からアプローチし，児の腹側方向と母体の背側方向に力を加える。

◆ 恥骨上圧迫の意義

　McRoberts体位とともに，恥骨上圧迫は肩甲娩出のために必須の手技である。
　まず，恥骨上圧迫はKristeller胎児圧出法に代表されるような子宮底圧迫法とは違い，娩出力を強めて娩出されるものではないことに留意する必要がある。ちなみに子宮底圧迫法は恥骨に引っ掛かっている前在肩甲により負荷がかかる可能性があり，禁忌に等しい。
　肩甲難産において恥骨上の直下にあるものは児の前在肩甲であり，この前在肩甲を内旋させることで肩幅を狭くすること（図1）と肩の軸を垂直方向から回旋させること（図2）が肩甲難産時の恥骨上圧迫の目的である。

図1 前在肩甲の内旋（正面から）

前在肩甲の内旋により肩幅が狭くなる。

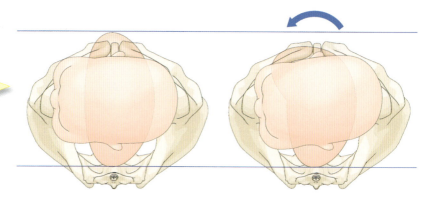

図2 肩の軸の回旋

肩の軸を回旋させ骨盤の通過面を前後径からより広い斜径へと変化させる。

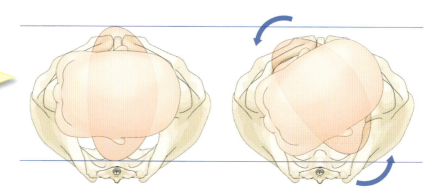

恥骨上圧迫の実際

　方法としては，恥骨直上を圧迫するというシンプルなものではあるが，圧迫する方向が重要になってくる。恥骨上圧迫という名前からは恥骨上から母体背側方向に力をかけてしまいがちである（図3）が，実際は上述の通り肩の内旋が目的であり，どちらかというと圧迫ではなく，圧排といったほうがニュアンスは正しい。そのため，術者の立ち位置から検討する必要がある。

恥骨上圧迫の術者は児の背側方向すなわち第一頭位の場合は母体の左側に立つ必要がある（図4）。両側の手掌を重ね，手根部を用いて，まず児の腹側方向（図5）そして次に母体の背側方向に力を加え（図6），児の肩甲を内旋させる。そうすることで前在肩甲が恥骨をくぐり（図7），児の娩出へとつながる（図8）。

図3　恥骨上圧迫の誤った方法

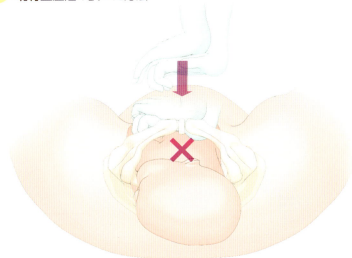

恥骨上圧迫の目的は前在肩甲の内旋と肩の軸の回旋である。真上から圧迫しても児の肩は回旋せず娩出には至らない。

図4　術者の立ち位置

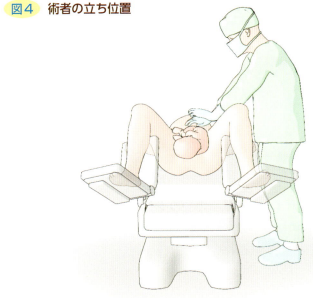

この図では児は第一頭位となっている。術者は母体の左側に立ち児の腹側方向に恥骨上圧迫を行う必要がある。

図5　恥骨上圧迫の実際①

🎥 Video：「McRoberts体位・恥骨上圧迫（正面）」 33：17

児の腹側方向に力を加えている。

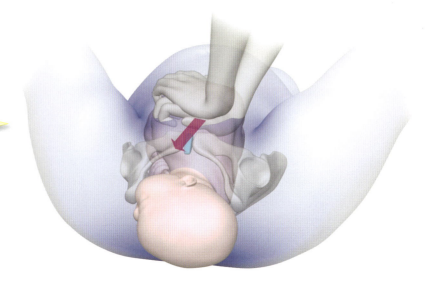

図6　恥骨上圧迫の実際②

🎥 Video：「McRoberts体位・恥骨上圧迫（正面）」 35：09

母体背側方向に力を加えている。

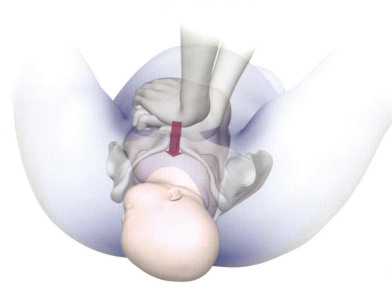

図7　恥骨上圧迫の実際③
🎥 Video：「McRoberts体位・恥骨上圧迫（正面）」　37：07

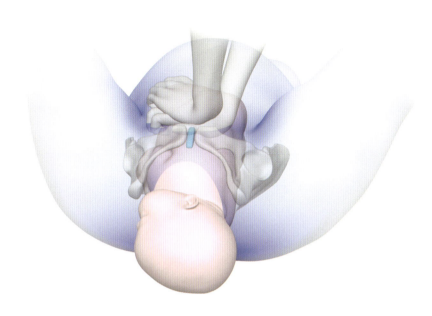

図8　恥骨上圧迫の実際④
🎥 Video：「McRoberts体位・恥骨上圧迫（正面）」　41：05

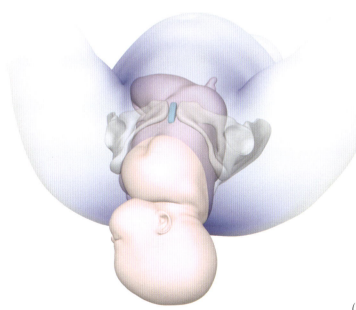

（竹田　純）

5 Rubin法

2章 肩甲難産

> **Point**
> - 前在肩甲を胎児後方より前方に押し，胎児肩関節を内旋させ肩甲の長軸を骨盤の斜径に一致させて肩甲を娩出させる。
> - まず先に会陰切開術・McRoberts体位・恥骨上部圧迫法のすべてを試みて肩甲娩出が困難な際に一番最初に行う手技である。

◆ Rubin法の意義

　Rubin法は，肩甲難産の際に後在肩甲を胎児後方より前方に押し，肩甲を斜径とすることで娩出を可能とする方法である。骨盤の縦軸と児の肩甲の長軸が一致しているために娩出ができなくなっているため，両者の軸がずれることで肩甲が娩出される。
　多くの場合，恥骨上圧迫とRubin法で肩甲の娩出が可能となるため，会陰切開術・McRoberts体位・恥骨上部圧迫法のすべてを試みて肩甲娩出が困難な際にまず行う手技である。

◆ Rubin法の実際

　児の前在肩甲を内旋させるように児腹側方向に圧排し，肩甲を娩出させるよう意識して行う。
　骨盤の前後径と胎児肩甲の軸を斜めにずらしつつ，恥骨後面を通過させるように手前かつ母体背側方向に児肩甲を誘導する。

図1　Rubin法の実際①

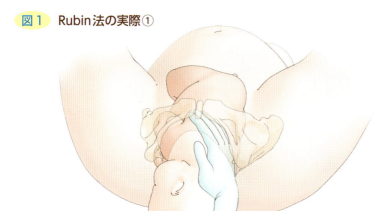

仙骨前面にスペースがあるか確認し、不十分であれば両側会陰切開術を行う。6時方向より術者の手を挿入する。第1頭位の際は右手、第2頭位の際は左手を用いる。

図2　Rubin法の実際②

Video：「Rubin法」　0：31

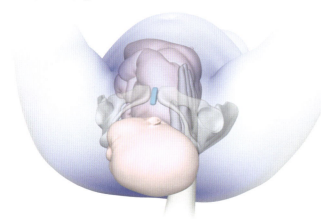

6時方向から挿入した手を児背部〜前在肩甲に指がかかる程度まで進める。

図3　Rubin法の実際③

Video：「Rubin法」　0：34

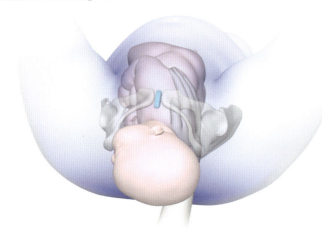

児の前在肩甲を内旋させるように指を折り曲げ、児腹側方向に圧排する。

図4 Rubin法の実際④

🎥 Video：「Rubin法」 0：37

肩甲を牽引するのではなく，骨盤の前後径（縦径）と児の肩甲の軸を斜めにずらすようにする。

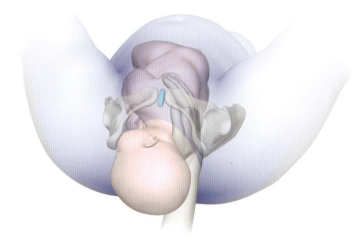

図5 Rubin法の実際⑤

🎥 Video：「Rubin法」 0：41

そのまま恥骨後面を通過させるように手前かつ母体背側方向に児肩甲を誘導する。

この時点で肩甲は娩出され始めているので，産道裂傷の予防に努めつつ新生児蘇生の準備にかかる。

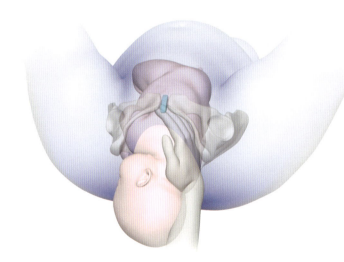

（牧野真太郎）

2章 肩甲難産

6 Schwartz法

> **Point**
> - Schwartz法は後在の肩甲を直接把持して娩出させる方法である。
> - nuchal armの娩出法と同様に肩を内旋させ，前腕が児頭や顔面に沿うように娩出させる。
> - 娩出は同名手で行う（児の右上肢を娩出させる際は術者の右手で操作する）。
> - 無理な娩出は鎖骨骨折や上腕骨骨折を起こすため注意が必要である。

nuchal arm
95ページ参照

◆ Schwartz法の意義

　Schwartz法は後在の肩甲を娩出させる方法である。Rubin法やWoods corkscrew法は肩関節を内旋させることや肩甲を斜径にすることを目的としている一方，Schwartz法は後在の肩甲を直接娩出させることを目的としている。前在肩甲はその腹側に恥骨があるため狭くなっているが，後在肩甲の背側の骨産道は尾骨のみであり前在と比べ比較的スペースがあるといえる。そのためRubin法やWoods corkscrew法で娩出が困難である場合は，後在肩甲から娩出させることは理にかなっているといえる。

◆ Schwartz法の実際

　母体背側から腟に術者の手を挿入し，後在の上腕を把持する。この際，児が第一頭位の場合つまり後在肩甲が児の左側の場合は術者の左手を児の腹側から挿入し，後在の上腕を把持する点に注意する。いわゆる同名手といわれる術者の手と娩出させたい児の手を同側にすることが重要である。児の肘部を先進させるようにして，正中を超えて反対側まで肩関節を内旋させてから，前腕をつかみ顔の前を通過するように手を先頭にして後在肩

甲を娩出させる。後在が娩出された後は，通常の母体背側への児頭牽引で前在肩甲は娩出可能である。

図1　Schwartz法の実際①

母体背側から術者の手を挿入し，後在の上腕を探り当てる。

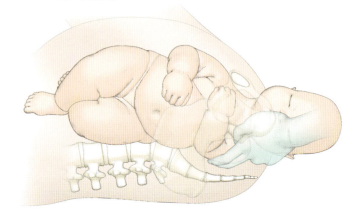

図2　Schwartz法の実際②

肘部が先進するように反対側に上肢を動かし，肩関節を内旋させる。

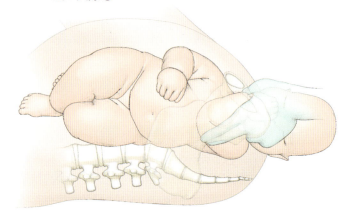

図3　Schwartz法の実際③

前腕を把持し，顔面の前を通るように上肢を娩出させる。

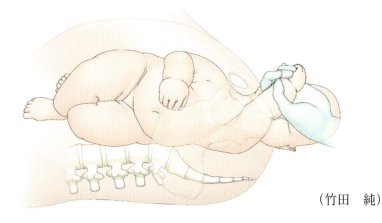

（竹田　純）

2章 肩甲難産

7 Woods corkscrew法

> **Point**
> - Woods corkscrew法では，前在肩甲を児の腹側方向，後在肩甲を背側方向へ回旋させる。
> - Rubin法との大きな違いは，肩甲の回旋が主目的であることである。
> - reverse corkscrew法は，前在肩甲を胎児の背側，後在を腹側方向へ回旋させる（Woods corkscrew法と逆）。児の顔面は母体の腹側を向いて出てくることとなる。

◆ Woods corkscrew法の意義

　Rubin法で児の肩甲が娩出されない場合は，肩の内旋がされていても肩甲の回旋が不十分であることが原因の1つである。そのため，本法により後在肩甲を後方に回旋させることで骨盤の縦軸と児の肩甲の長軸がずれて肩甲の娩出が可能となる。

Rubin法
32ページ参照

◆ Woods corkscrew法の実際

　前在肩甲を児の腹側方向，後在肩甲を背側方向へ回旋させることを目的として行う。Rubin法との大きな違いは，肩甲の回旋が主目的であることである。前在肩甲についてはRubin法と同様に第1頭位の際は右手，第2頭位の際は左手を用いる。後在肩甲の回旋には他の第1頭位の際は左手，第2頭位の際は右手を用いる。児の肩甲の回旋を指で感じつつ，ゆっくりと力をいれて回旋を行う。

図1　Woods corkscrew法の実際①

仙骨前面にスペースがあるか確認し，不十分であれば両側会陰切開術を行う。

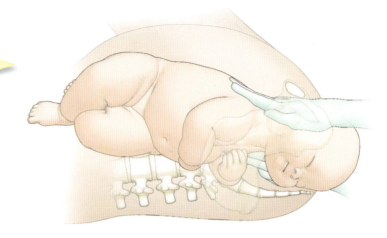

図2　Woods corkscrew法の実際②

🎥 Video：「Woods corkscrew法」　0：29

6時方向より術者の手を挿入する。前在肩甲についてはRubin法と同様に第1頭位の際は右手，第2頭位の際は左手を用いる。後在肩甲の回旋には第1頭位の際は左手，第2頭位の際は右手を用いる。

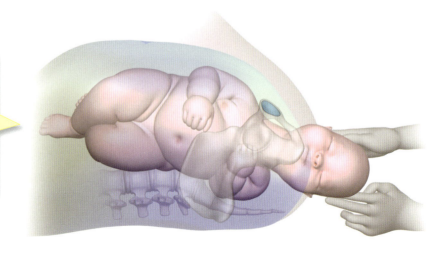

図3　Woods corkscrew法の実際③

🎥 Video：「Woods corkscrew法」　0：31

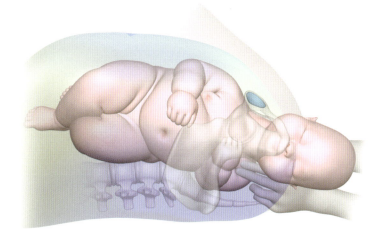

6時方向から挿入した手を児背部〜前在肩甲に指がかかる程度まで進める。

図4　Woods corkscrew法の実際④

🎥 Video：「Woods corkscrew法」　0：34

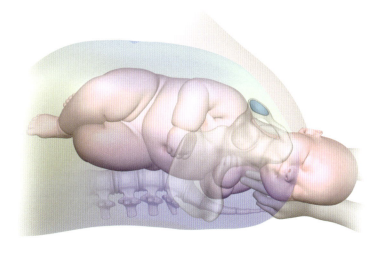

後在肩甲（この場合は児の右肩）の前（鎖骨側）に術者の右手指を置き，術者から見て時計回りに肩甲を回旋させる。

図5　Woods corkscrew法の実際⑤
🎥 Video：「Woods corkscrew法」　0：37

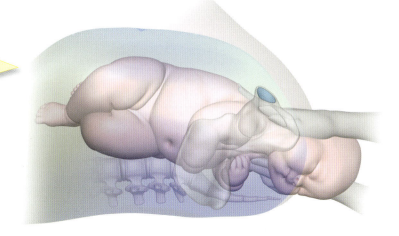

一気に回旋するのではなく，児の肩甲の回旋を意識しながら徐々に回旋させる。

図6　Woods corkscrew法の実際⑥
🎥 Video：「Woods corkscrew法」　0：40

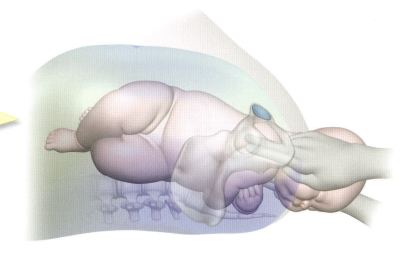

肩甲を引っ張り出すのではなく，回旋の過程で自然に解除されるのを待つ。

◆ reverse corkscrew法の実際

　上述のWoods corkscrew法で肩甲が娩出されない場合に，逆方向へ回旋させる方法である。多くの場合，Woods corkscrew法と本法は肩甲が娩出されない限り連続して行われる。

図7　reverse corkscrew法の実際①

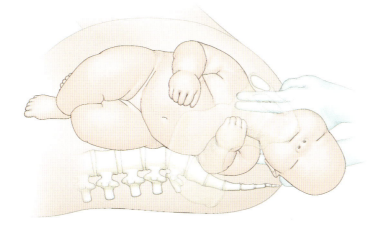

Rubin法の逆の手を用いる。前在肩甲については第1頭位の際は左手，第2頭位の際は右手を用いる。後在肩甲の回旋には第1頭位の際は右手，第2頭位の際は左手を用いる。

図8　reverse corkscrew法の実際②

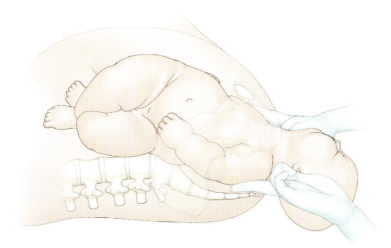

回旋の過程で肩甲が解除されることを確認する。

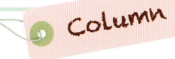

両肩軸の骨盤横径への回旋・誘導

　Woods corkscrew法やreverse corkscrew法を行った際に，斜径になっているにもかかわらず児の肩甲が娩出されず，横径に一致した際に両肩が同時に娩出されたケースを筆者らの施設で経験した。母体の骨盤の形によっては斜径で娩出されなくても，諦めずに横径に一致させるくらいまで回旋させたほうが娩出しやすい場合もあるということである。

（牧野真太郎）

2章 肩甲難産

8 開腹・子宮切開

Point
- 肩甲難産の娩出法の最後の手段として腹部切開が必要な場合がある。
- まずは子宮内から前在肩甲を内旋させ，腟からの娩出を目指す。
- 骨盤位として児を逆行性に娩出する方法もある。
- 児頭を押し上げ，通常の帝王切開術と同様に娩出する方法もある。
- この手技が完遂されるまでに多くの時間を要しているため，新生児蘇生は必須である。

◆ 最終手段として腹部切開を行う

　前述のすべての手技を試みたにもかかわらず，肩甲の娩出に至らない場合は，開腹・子宮切開という選択肢がある。開腹・子宮切開では児頭が腟外まで娩出されている状態であるため，通常の帝王切開術のような誘導では娩出には至らない。Zavanelli法という児頭を押し上げて通常の帝王切開術のように腹部から娩出させる方法がある。

　しかし，実際には一度娩出した児頭を押し上げることは困難であり，腹部からアプローチして子宮内側からRubin法と同じように前在肩甲を内転させ，腟から肩甲の娩出を図るほうが理にかなっていると思われる（図1）。これも困難で娩出させられない場合は，骨盤位として腹部から逆行性に娩出をさせる方法もある（図2）。

　この手技に至るまでにRubin法，Schwartz法，Woods corkscrew法，そして（場合によっては手術室に移動したのちに）麻酔後の腹部切開と多くの時間を要している。そのため新生児蘇生は必須であり，その準備も並行して行う必要がある。

図1 子宮内からの肩関節の内旋

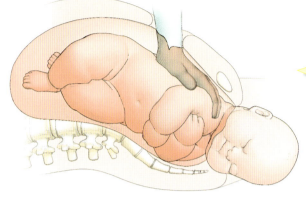

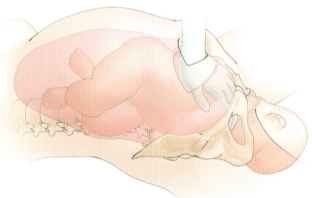

Rubin法と同様に肩関節を内旋させ肩の軸を回旋させて経腟分娩を図る。

図2 逆行性の娩出

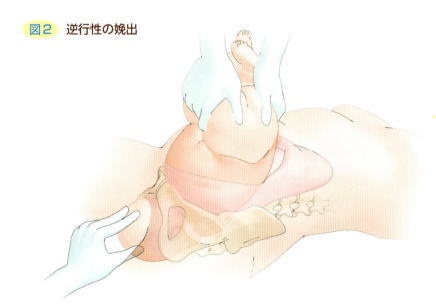

帝王切開と同様に腹部から娩出させる。助手による児頭の挙上も同時に行う。

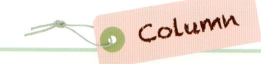

最終手段? −恥骨結合切開と意図的な鎖骨骨折−

　肩甲難産や骨盤位分娩などで,産道を広げることを目的として恥骨結合切開を行ったという報告がある。これは局所麻酔後に外科剪刀やそれ専用の器具を用いて恥骨結合の間の軟骨を離断する方法であり,Hartfield[1]により1986年に初めて報告された。Basakら[2]はこの方法を検証し,恥骨結合間の軟骨を離断することにより靱帯が引き延ばされ,恥骨結合を2.5cm広げることが可能であると報告した。しかし,Goodwinら[3]の報告によると恥骨結合切開を実施した3例すべてで新生児は死亡し,母体の重篤な尿路合併症を起こしたとしており,近年では実施していない施設が大多数である。

　また肩甲難産の娩出のために意図的に児の鎖骨を切開する方法も報告されている。Schramm[4]が1983年に報告した方法では剪刀などで鎖骨を切開しているが,通常は亡くなった児に対して行われていた方法である。侵襲の大きい鎖骨の切開は行われないことが多いが,意図的に片側(前在)の鎖骨を骨折させて娩出させる方法は最終手段として頭の片隅に置いておいてもよい。

(竹田　純)

1) Hartfield VJ: Symphysiotomy for shoulder dystocia. Am J Obstet Gynecol 1986; 155: 228.
2) Basak S, Kanungo S, Majhi C: Symphysiotomy: Is it obsolete? J Obstet Gynaecol Res 2011; 37: 770-4.
3) Goodwin TM, Banks E, Millar LK, et al: Catastrophic shoulder dystocia and emergency symphysiotomy. Am J Obstet Gynecol 1997; 177: 463-4.
4) Schramm M: Impacted shoulders--a personal experience. Aust N Z J Obstet Gynaecol 1983; 23: 28-31.

3章

骨盤位

1 骨盤位 　　　　　　　　　　　　　　　46

2 骨盤位の分娩様式と
　経腟分娩の適応基準　　　　　　　　　50

3 骨盤位の合併症　　　　　　　　　　　56

4 骨盤位外回転術 1　　　　　　　　　　63

　骨盤位外回転術 2　　　　　　　　　　71

5 骨盤位分娩の管理法と
　牽出手技　　　　　　　　　　　　　　77

6 後続児頭の娩出法　　　　　　　　　　99

7 緊急帝王切開術の注意点　　　　　　106

3章 骨盤位

1 骨盤位

> **Point**
> - Leopold触診法で子宮底部に児頭を認めたときや，内診で児頭以外に触れた場合は骨盤位を考え超音波検査を行う。
> - 骨盤位と診断した場合，詳細な胎位を分類し合併症のリスクを把握することが重要である。

  骨盤位とは

　骨盤位とは，子宮内の胎児が殿部を頭より先に子宮口の側に向けた胎位をいう。骨盤位の頻度は，28週で20％だったものが，37週に入ると3～5％になる[1]。

　骨盤位牽出術への十分な技術を有するスタッフが少なくなったことで骨盤位分娩を取り扱う施設も減少し，若い産婦人科医にとって経験する機会は非常に限られたものになっているが，骨盤位分娩の管理や骨盤位牽出術の必要性がなくなることはない。

  分類

　先進部および両足の曲がり方により下記のように分類される。骨盤位は約75％が殿位，約1％が膝位，約24％が足位となる。

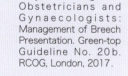

[1] Royal College of Obstetricians and Gynaecologists: Management of Breech Presentation. Green-top Guideline No. 20b. RCOG, London, 2017.

単殿位（図1）

体をV字に曲げ，両膝を伸ばした状態で両足を上げて殿部が先進している状態。

複殿位

殿部が下になっているが，膝を曲げ体育座りや胡坐をかいた状態で，尻と脚が同時に出てくる状態。尻が足よりも確実に下になっていれば経腟分娩も可能だが，単殿位よりはリスクが上がる。

1. 完全複殿位（図2）

両足が膝を曲げて折りたたまれ殿部と両側足部が接近している状態。

2. 不全複殿位（図3）

殿部が先進し片膝を上げ片膝を曲げた状態。以下の膝位，足位も海外の分類では不全複殿位に含まれるが，ここではリスクが異なり煩雑となるため別の分類とした。

膝位

膝立ちした状態で脚を曲げ，膝が子宮口側に向かって先進している状態。

1. 全膝位（図4）

両膝を曲げた状態。

2. 不全膝位（図5）

片膝は曲げ，片脚は伸びて上がった状態。

足位

脚を伸ばして立ったように，足先が子宮口側を向いている状態。

1. 全足位（図6）

両脚を下へ伸ばした状態。

2. 不全足位（図7）

片脚は下へ伸ばし，片脚は上に上げた状態。

頸部過伸展

妊娠満期の骨盤位のうち5％の胎児は頸部が過伸展を起こしている。この状態をstar-gazer fetusもしくはflying foetusと呼ぶ。頸髄損傷を起こす可能性があるため，陣痛開始時にこの姿勢であった場合は帝王切開が推奨される。

最初に娩出される部位の大きさによって軟産道の開大，伸展が異なり後続の児頭への危険が異なる。

図1から図7にいくに従って先進部の面積は小さくなっていき，それに伴い危険度は高くなる。

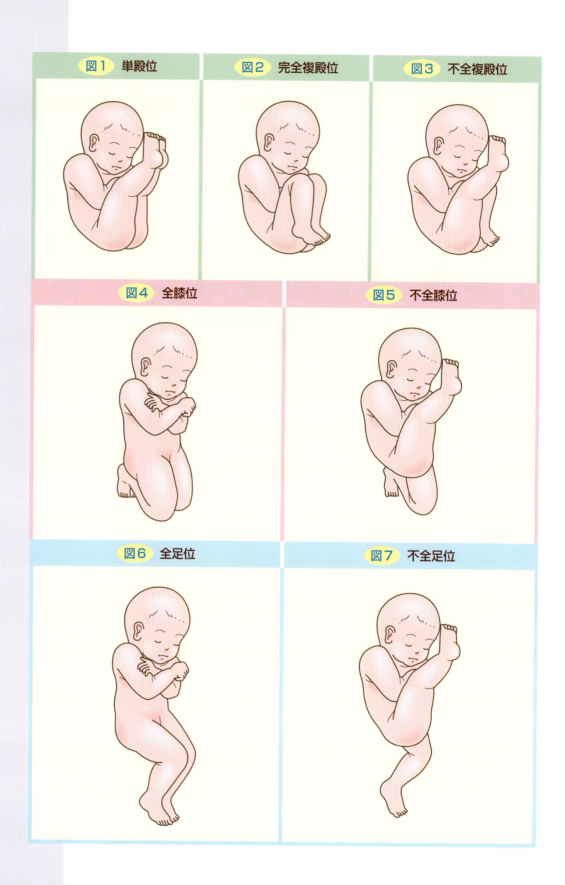

原因

骨盤位の原因は多くは不明であるが，母体側の因子として子宮の形態異常（子宮奇形や子宮筋腫），胎盤異常（前置胎盤など位置異常），狭骨盤などがあり，胎児側の因子として早産や未熟児，多胎妊娠，羊水過多，胎児奇形，などがある．分娩方針にかかわる要素がないかの検索が必要となる．

診断

腹部触診法

Leopold触診法で子宮底を占拠する可動性のある球状のものが触れた場合，児頭が子宮底にあると考え骨盤位を疑う．古典的には児背の方向，四肢の状態もLeopold触診法で診断していたが，骨盤位を疑った場合は，現在は超音波検査で行うほうが簡便で確実である[2]．

内診法

内診で頭部以外が触れる場合も骨盤位を疑うべきである．肛門や殿部，下肢に触れる場合である．分娩が進行した場合，組織のむくみなどで判断が困難になる場合がある．また，その際に肛門を口と混同することもあるため，注意が必要である．

他院からの搬送やいわゆる飛び込み分娩の際は，骨盤位の可能性を念頭に置いて内診することが重要となる．

画像診断法

CT検査やMRIも有効ではあるが，その侵襲性や簡便性から超音波検査が用いられる．頭の位置と体幹の位置を確認し胎位を診断する．またその際，首の角度を確認することを忘れてはならない．

母体の骨盤により児の四肢の詳細や臍帯下垂の有無がわかりづらい場合は，経腟超音波検査も有用である．

（丸山洋二郎）

Leopold触診法
母体の腹壁から子宮内の胎児や子宮，羊水などの観察を行う方法．

[2] F Gary Cunningham, Kenneth J Leveno, Steven L Bloom, et al: Williams Obstetrics. (24th Edition). p527-43, McGraw Hill Medical, New York, 2014.

2 骨盤位の分娩様式と経腟分娩の適応基準

Point

- 骨盤位分娩では，児の短期予後は帝王切開による分娩に比べ明らかに悪いが，長期予後はその差が明らかではない。
- 適応を厳格にして経腟分娩を行った成績は良好であるため，十分なインフォームドコンセントをとって行う。
- 臍帯圧迫などによる胎児機能不全が起きやすいため，いつでも緊急帝王切開術ができる環境で経腟分娩をトライする。
- 分娩前の外回転術は，施行の禁忌がなく帝王切開術がすぐに可能な施設においては提示すべき方法である。
- 骨盤位分娩の理解と牽出術の習得が必要である。

 ### 骨盤位分娩のリスク

　骨盤位分娩は頭位分娩に比べて周産期死亡率や新生児死亡率，罹病率が高いなどの問題があるため，予定帝王切開での分娩が主流になっている。しかし，経腟分娩であろうと予定帝王切開術であろうと分娩様式にかかわらずその後のハンディキャップのリスクが高いこともあり，頭位になれなかったこと自体が予後を悪くしている可能性もある。

　骨盤位分娩の特徴，リスクとして表1のようなものがあり，これらが経腟分娩を難しくし，児の予後を悪くしている。

表1 骨盤位の経腟分娩の特徴とリスク

1. 最大径をもつ児頭が最後に娩出される
2. 熟練を要する骨盤位牽出術が必要である
3. 子宮口が十分開大しないうちに先進部が下降する
4. 児の下降とともに臍帯圧迫が起こりやすく，胎児機能不全に陥りやすい
5. occult cord prolapseや臍帯下垂が起こりやすい
6. 破水後に臍帯脱出となることがある
7. 骨盤位牽出術が困難な症例がある（特に筋緊張が低下すると上肢が挙上しやすい）
8. 児の顔面が母体腹側に向かうと牽出困難となる
9. 児の短期予後が悪い（帝王切開術に比し）

※特に足位，膝位は3, 4, 5, 6, が起こりやすい。

分娩様式の選択

　米国では以前から骨盤位分娩様式が議論されてきた[1]。2001年，ACOGは「正期産骨盤位分娩は経腟分娩を試みることなく選択的帝王切開をすべきだ」とのcommittee opinionを発表した[2]。しかし，その結論を導き出した臨床試験への批判や，その後の前方視的試験や後方視的試験の成績から，厳密な適応を守れば児合併症の頻度は帝王切開群と経腟分娩群との間に差がないとの報告もある。そのため，以上の議論を踏まえ2006年，ACOGは正期産骨盤位は帝王切開が望ましいとしながらも「経腟分娩の適応と管理に関する施設毎のガイドラインに従うならば，経腟分娩を選択することは理に適っている」と一部勧告を変更した[3]。

　2018年には経腟条件を絞って行った後方視的経腟分娩でのいくつかの良好な成績を踏まえ，前回のcommittee opinionの差し替え版が出されている[4]。そのポイントは以下のとおりである（表2）。患者が経腟分娩を希望し，かつ熟練し適格な管理が行える施設においては，個々に条件を設定して経腟分娩を行うことは選択肢の一つである。

　児の短期予後（周産期死亡，新生児死亡，重篤な新生児合併症など）は経腟分娩のほうが帝王切開による分娩に比べ悪い（5％対1.6％）が，長期予後ではこの差がこれほど明らかではない。外回転術は，施行の禁忌がなく帝王切開術がすぐに可能な施設においては提示すべき方法である。

　RCOGは，骨盤位分娩管理について2017年にガイドラインを改変・追加している[5]。その要点は，①積極的に外回転術を推奨している，②骨盤

ACOG
The American College of Obstetricians and Gynecologists

1) Hannah ME, Hannah WJ, Hewson SA, et al: Planned caesarean section versus planned vaginal birth for breech presentation at term: a randomized multicentre trial. Term Breech Trial Collaborative Group. Lancet 2000; 356: 1375-83.
2) Committee on Obstetric Practice: ACOG committee opinion: number 265, December 2001. Mode of term single breech delivery. Obstet Gynecol 2001; 98: 1189-90.
3) ACOG Committee on Obstetric Practice: ACOG committee opinion No.340. Mode of term singleton breech delivery. Obstet Gynecol 2006; 108: 235-7.
4) ACOG committee opinion No.745: Mode of Term Singleton Breech Delivery. Obstet Gynecol 2018; 132: e60-3.

RCOG
Royal College of Obstetricians and Gynaecologists

表2 児の予後が良好な経腟分娩の条件

37週以降
単殿位もしくは複殿位
超音波検査で胎児の異常がない
骨盤に十分な広さがある
推定児体重が2,500〜4,000g
その他（1研究のみ） ・児の屈位 ・羊水ポケット3cm以上 ・オキシトシンの誘発や促進をしない ・正常な分娩進行がある

位の分娩様式による児の死亡率の差はわずかである（帝王切開術0.5/1,000分娩，経腟分娩2.0/1,000分娩，頭位経腟分娩1.0/1,000分娩），③経腟分娩の児の予後は低Apgarスコアなど重篤短期合併症は多いものの長期予後不良の増加は示されていない，④経腟分娩の適応を選択し，いつでも帝王切開術ができ（骨盤位分娩の約40％が緊急帝王切開術となる報告もある），熟練者のいる状況下で厳重管理ができる施設においては頭位分娩と同様なレベルで安全と思われる，⑤母体の合併症は帝王切開術のほうが多い，⑥帝王切開術は次回の妊娠・分娩に悪影響がある，などである。

これらを踏まえて，説明・同意を得て医師や施設が対応できる状況では経腟分娩を選択することも可能としている。カナダやアイルランドのガイドラインにおいてもほぼ同様な対応である[6,7]。

わが国でも骨盤位分娩での帝王切開率は高くなり，現場では骨盤位分娩に習熟する機会も少なくなっているのが現状である。しかしながら『産婦人科診療ガイドライン 産科編2017』にあるように，文書による同意を得て，厳密な適応と条件を守り，熟練した医療スタッフのもとで骨盤位分娩を行うことは可能と考えられる[8]。

また，帝王切開術を計画していたにもかかわらず分娩が進行して間に合わないような状態にある症例や，双胎経腟分娩第二児骨盤位症例などでは，骨盤位牽出術を施行しなければならない状況も考えられ，牽出術の技術習得は必須である。骨盤位牽出術の注意点は，帝王切開術において横位や骨盤位の場合や筋腫などで娩出が困難な場合も，児の把持する位置や娩出方法で参考になると思われる。

早産骨盤位の経腟分娩に関して，日本では適応外としているが，RCOGではエビデンスが不十分であるため，すべて予定帝王切開で分娩すること

5) Management of Breech Presentation. RCOG Green-top Guideline No. 20b. 16 March 2017. https://doi.org/10.1111/1471-0528.14465

6) SOGC clinical practice guideline Vaginal delivery of breech presentation: No.226. J Obstet Gynaecol Can 2009;31:557-566.

7) National clinical guideline no.38; The management of breech presentation. Institute of Obstetricians and Gynaecologists, Royal College of Physicians of Ireland and the Clinical Strategy and Programmes Division, Health Service Executive. January 2017. https://rcpi-live-cdn.s3.amazonaws.com/wp-content/uploads/2018/03/Breech-Guideline_FINAL-including-document-control-form.pdf

8) CQ402 単胎骨盤位の取り扱いは？ 日本産科婦人科学会，日本産婦人科医会（編集・監修），産婦人科診療ガイドライン 産科編2017．p246-9，日本産科婦人科学会事務局，東京，2017年4月．

は推奨できないとしており，児や進行の状態，医師の技量，施設などで個々に本人，家族と相談することとなっている[5]。特に妊娠22〜25週の早産では，ルーチンに帝王切開術を選択すべきではないとしている[5]。

経腟分娩中に開大不十分な頸管に頭部がトラップされた場合には頸管切開を考慮する。

骨盤位経腟分娩を行うからには，シミュレーショントレーニングをルーチンに行うべきであり，その管理についても個々の施設で医師，助産師を含めて研修，理解し，適応症例を決める必要がある。

また，予期せぬ骨盤位分娩に遭遇した場合や，骨盤位や横位の帝王切開時の児娩出時にも牽出方法や知識は必要であり，すべての産科医が知っておくべき技術と思われる[9]。

骨盤位分娩の適応基準

骨盤位分娩の経緯

2001年以前では，筆者らの施設では，適応基準を決めて経腟分娩を行っていた[10,11]。この際，骨盤位の特徴とリスクで示したように，子宮口全開前に先進部が下降し，臍帯圧迫が起こることが問題である。特に足位や膝位ではこの問題が顕著であり，メトロイリンテルやコルポイリンテルを挿入しないと分娩早期に先進部が下降して経腟分娩できなかった。このためメトロイリンテルもしくはコルポイリンテルを使用して管理し，これらの自然脱出が起こるころには子宮口は7〜8cm以上でほぼ全開になり，臍帯圧迫による児心拍低下が早期から起こらなければ足位でも経腟分娩可能である。

メトロイリンテル，コルポイリンテルは球状だと挿入時，先進部を押し上げ，胎位，胎勢が変化し，抜去時臍帯下垂や脱出が多くなるため，逆円錐形のものを使用してきた。しかし，発売中止となり，また，使用しても臍帯圧迫からの胎児機能不全のため高頻度に緊急帝王切開術となるため，その後，単殿位，複殿位のみが適応となった。

また，高度変動一過性徐脈が出現し胎児機能不全になると筋緊張が低下し，上肢挙上が起こり，いざ骨盤位牽出術を行う際に上肢解出に手間取り，児娩出が困難となり，新生児仮死になる症例が多くなる。このため，高度変動一過性徐脈が出現し始めて30分以内に牽出できない症例は，早めに緊急帝王切開術に変更となる。これにより，いつでも帝王切開術ができるダブルセットアップで経腟分娩を追求することになる。

臍帯下垂や脱出のトラブルは多く，陣発時に超音波診断にてoccult cord prolapseや臍帯下垂があるものはその時点で帝王切開術を行う[10]。

9) 日本産婦人科医会：分娩管理-よりよいお産のために；研修ノート．No. 68．p82-86，2003．

10) 斉藤正博，竹田 省，飯野好明，ほか：骨盤位分娩の管理と児の予後について．産と婦 1993；60：845-51．

11) 保母るつ子，竹田 省：分娩の管理 骨盤位 －経腟か，帝王切開か－．産婦の実際 2003；52：1873-7．

分娩経過中も臍帯の位置には注意し，破水時やメトロ，コルポが脱出した際はもちろんのこと適宜超音波検査を行い臍帯の走行に注意する。

骨盤位は妊娠中死産など周産期死亡も高く，陣発入院時にすでに臍帯脱出で死産となった症例もあり，子宮口の開大症例や経産婦では，陣発前での入院管理を行っているが，入院管理中でもトイレで突然破水，臍帯脱出となり，児死亡に至った症例も経験している。

このため，予定帝王切開であろうが，経腟分娩であろうが，胎児死亡のリスクは頭位より高く入院管理でも防げないこともあると話しておく必要がある。

骨盤位分娩の適応

単殿位や複殿位を適応にしているところがほとんどで，個々の施設の状況に沿って適応を決めて，十分なインフォームドコンセントをとって行う（表3）。

経腟分娩対象症例はACOGやRCOGでも多少異なっている[4,5]。臍帯下垂（先進部を越えて臍帯が下垂している）は破水すれば臍帯脱出となるため適応としないが，先進部を越えてはいないがその付近に臍帯があるoccult cord prolapseも経腟分娩できないことが多い。過度の臍帯巻絡や臍帯過捻転，臍帯辺縁付着などの臍帯異常や羊水過多，羊水過少などもリスクが高い[5]。

occult cord prolapse
潜在性臍帯下垂

オキシトシンによる誘発，促進については意見が分かれるところであり，分娩が進まず促進しなければならないような症例は，胎児と骨盤の不均衡となっている状況のため帝王切開すべきと考えるものと，陣痛が弱く進まないものが骨盤位では多いため，予防的にでも促進するものとに分かれる。

陣痛が来ないものは誘発を推奨せず帝王切開術にすべきという意見が多い。硬膜外麻酔の骨盤位分娩に及ぼす影響は不明であるが，陣痛が弱くなる頻度が高いため，進みが悪ければオキシトシンにて促進することは許容される報告が多い。

ACOGやRCOGで行っているような骨盤位牽出術のシミュレーショントレーニングを受け，個々の牽出動作の意味，牽引方向などを理解し，確実に行えるようにしておく。

児頭娩出法にて後続児頭が娩出できない場合は，後続児頭鉗子が必要になるので，鉗子遂娩術ができなければ完全とはいえない。筆者自身，2度後続児頭鉗子を用いた現場に立ち会い，自身でも2度使用した。骨盤位牽出術だけでなく鉗子遂娩術のシミュレーショントレーニングも受けることが望ましい。

施設においても緊急帝王切開術がいつでもできるように準備されていなければならず，ダブルセットアップの状況で骨盤位分娩に臨む必要がある。

表3 骨盤位分娩の適応基準（例）

- 単殿位，複殿位（足位，膝位でない）
- 双胎第二児骨盤位
- 妊娠36週以降であること
- 児頭骨盤不均衡がないこと（対角結合線－児頭前後径≧0.8cm，産科的結合線-児頭前後径≧-0.6cmを満たす）
- 推定児体重2,500～3,800g，LFD，anomalyがない
- 羊水過多，過小がない
- 児頭が屈位で過伸展（90°以上）がないこと
- occult cord prolapse，臍帯下垂，脱出がない
- 帝王切開既往歴がない
- 産婦，家族への十分な説明と文書による同意がある
- 緊急帝王切開に対応できること
- 骨盤位娩出術に熟知した産科医師の立会い
- 新生児科医の立会い

管理上のポイント

1. 推定児体重，胎位，胎向，児頭の屈曲・伸展度，臍帯の位置，先進部との関係などを妊娠中から確認しておく。外回転術にて頭位への変換を試みる。
2. 妊娠中，分娩中のリスクを説明し，各施設での経腟分娩適応基準に合致すれば，文書での同意を得ておく。
3. 陣痛発来後，内診，超音波検査にて再度胎位，胎向，胎勢，臍帯の位置などを確認し，ダブルセットアップで管理する。
4. 分娩監視装置にて陣痛，胎児心拍数図を連続モニターする。
5. 分娩第一期はできるだけ自然に任せるが，硬膜外麻酔や陣痛微弱で進行が遅い場合はオキシトシンにて促進する。
6. 分娩第一期後半から進行が悪い場合や分娩第二期に努責をかけても1時間進行がない場合は帝王切開とする。
7. 早くから軽度変動一過性徐脈が出現したり，児が下降しても高度変動一過性徐脈が出現し，20～30分以内に娩出できる見通しがなければ，帝王切開とする。
8. 児頭娩出困難な場合のために鉗子を用意しておく。

緊急帝王切開術の適応

1. occult cord prolapse，臍帯下垂，臍帯脱出
2. 分娩第一期の早い段階から変動一過性徐脈が出ている
3. 高度変動一過性徐脈が出始めて20～30分程度のうちに娩出できない見通し
4. 分娩遷延（acceleration phaseで進行が遅延する）や分娩停止（努責をかけても1時間進行しない）
5. その他（母体適応，胎児適応）

（竹田　省）

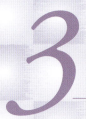

3 骨盤位の合併症

> **Point**
> - 前期破水や早産が起きる可能性を念頭に置く。
> - 経腟分娩時の合併症とその対応を学ぶ。
> - 帝王切開時から骨盤位牽出術を意識した手技を行うことが，経腟分娩時の手技の上達にも有用である。

 妊娠中の注意点

　骨盤位の危険因子として，早い妊娠週数や羊水量異常，多胎妊娠，水頭症，無脳症，子宮奇形，前置胎盤，骨盤内腫瘍，骨盤位分娩既往などがあげられる。
　骨盤位を認めた場合にはこれらの検索を行うとともに，以下の合併症を念頭に管理や分娩方法の決定を行う。

分娩中の合併症

早産

　早産は一般的な合併症であるが，早期骨盤位分娩に関するランダム化比較試験はまだない。妊娠24〜32週の骨盤位で経腟分娩を試みた20万8,695症例を検討したところ，経腟分娩の完遂率は低く，完遂した症例でも計画的帝王切開分娩と比較して新生児死亡率が高かった報告がある[1]。しかし，妊娠26〜34週の399人の単胎骨盤位の症例で計画的帝王切開と計画的経腟分娩を比較したところ，生存率，重度の合併症のない退院時の生存率，または神経・感覚障害のない2年生存率に差はないとする報告も存在する[2]。

臍帯圧迫

　骨盤位分娩では，頭位分娩と異なり，分娩進行とともに児頭より小さな躯幹が先進する。このため子宮口が十分開かないうちから先進部の下降がみられ，臍帯が子宮壁や躯幹の間に挟まれやすく，臍帯圧迫が起こりやすい。

　また，潜在性臍帯下垂，臍帯下垂から破水後臍帯脱出が起こり，急激に臍帯血流が遮断され，児の予後が不良となる。

　骨盤位自体が，前期破水のリスクとなり，破水後，羊水減量による臍帯圧迫が問題になる。

1 潜在性臍帯下垂（occult cord prolapse）

　先進部を越えてはいないがその付近に臍帯がある場合，潜在性臍帯下垂（occult cord prolapse）という。

　潜在性臍帯下垂は，分娩が進行すると臍帯下垂となりやすく，破水すると臍帯脱出が起こりやすいため，注意を要する。

図1　潜在性臍帯下垂

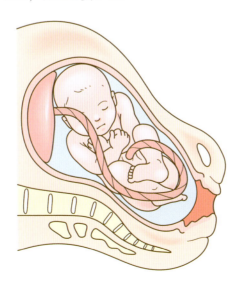

1) Reddy UM, Zhang J, Sun L, et al: Neonatal mortality by attempted route of delivery in early preterm birth. Am J Obstet Gynecol 2012; 207: 117.
2) Lorthe E, Sentilhes L, Quere M, et al: Planned delivery route of preterm breech singletons, and neonatal and 2-year outcomes: a population-based cohort study. BJOG 2019; 126: 73-82.

2 臍帯下垂
臍帯が破水前に胎児先進部より下方にあるものをいう。

図2 臍帯下垂

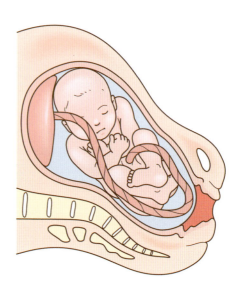

3 臍帯脱出
破水後に臍帯が胎児先進部を超えているものをいう。

図3 臍帯脱出

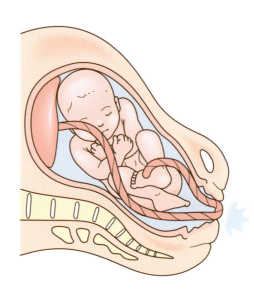

4 前期破水

　自然であれ人工破膜であれ，破水は羊水量が減少するため臍帯圧迫が起きやすくなる。また，臍帯脱出のリスクが上昇する。加えて，児が小さい場合や単殿位以外の場合はさらにそのリスクが上昇する。体幹が児頭より先進することや先進部の面積が児頭に比べて狭いために臍帯圧迫が起きやすい。臍帯圧迫により児が低酸素状態になると，胎便排出が起こる。胎便による化学的な刺激により，さらに前期破水のリスクは高くなる。

　児頭と比べて子宮壁との密着が十分でないため子宮収縮を認めた際に圧が直接前羊水にかかり破水しやすくなる。また，足位や膝位の場合先進部の圧迫で破水に至る場合もある。前述の臍帯脱出も起きやすくなる。

図4 前期破水

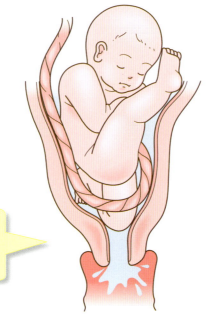

前期破水が起こると羊水量が減少し子宮壁と胎児との間が狭くなり，臍帯圧迫が起きやすい。

後続児頭娩出困難

　特に小さな早産児の娩出で起きやすいが，子宮頸部拡張が不十分な場合，子宮頸部に児の頸部が締め付けられ，後続児頭娩出の妨げになることがある。このとき臍帯は完全に圧排された状態が予想されるため，速やかな対応が求められる。体幹や頸部などを牽引することで後頭部が娩出されることもあるが，不成功時は頸管を切開するDührssen切開が必要となる。頸管拡張のためにニトログリセリン（一般的には100μg）局注を行うことがあるが実際に有効であるかどうかのエビデンスはない。ハロゲン化薬品を使用した全身麻酔も選択肢となる。

　最終的に後続児頭娩出が困難で経腟分娩が完遂できない場合は，児を子宮内に戻してから帝王切開に切り替えるZavanelli法を行った報告もある。

Zavanelli法
42ページ参照

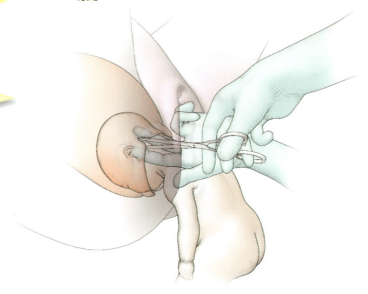

図5 Dührssen切開

早産などで子宮頸管部が十分開かないうちに児が下降すると，頭部が頸管に挟まれて娩出できないことがある．この際，頸管の2時，10時，6時方向に切開を入れて頭部を娩出させる．死産骨盤位娩出時に行うこともある．

微弱陣痛

児頭による圧迫刺激がなく微弱陣痛となる．そのため分娩が遷延しやすいが，陣痛誘発や促進には限られたデータしかなく賛否両論ある．骨盤位分娩した新生児予後を自然分娩と分娩誘発で比較し，大きな違いはなかったとの報告がある[3]．多くの研究では順調な分娩進行と新生児予後に関連があるとされ陣痛促進を回避するようなプロトコールもあるが，微弱陣痛に対してのみ陣痛促進を推奨するものもある．

母体の合併症

産道裂傷

産道裂傷は，帝王切開，経腟分娩どちらの分娩様式であろうと問題となり得る．経腟分娩では，子宮頸管の展退が十分でない状態で児頭が通過することや，鉗子操作により腟壁裂傷や頸管裂傷を引き起こしやすい．帝王切開では，変形の少ない児頭により引き延ばされるため児を娩出する際に鉗子や手技により帝王切開創部が拡大する．

弛緩出血

微弱陣痛や分娩遷延などにより弛緩出血がおこるリスクがあることを認識しておくことが重要となる．

3) Marzouk P, Arnaud E, Oury JF, et al: Induction of labour and breech presentation: experience of a French maternity ward. J Gynecol Obstet Biol Reprod (Paris) 2011; 40: 668-74.

児の合併症

骨折・麻痺

　一般的な外傷としては上腕骨骨折，鎖骨骨折，大腿骨骨折などがある[4]。また，胎児が狭い骨盤を通過し出生した場合，頭蓋骨の線状骨折や陥没骨折が引き起こされる。

　また上腕骨，大腿骨，肩甲骨の脱臼も起こりうる。

　胎児の上肢は通常胸部前面にあるがこれが何らかの原因により挙上してしまい上肢挙上が起きた場合，児頭の娩出が困難となり，遷延分娩や胎児機能不全を起こしてしまうリスクが高まる。そのため直ちに上肢を娩出させる。その際，上肢の骨折や上腕神経叢麻痺（Erb麻痺またはDuchenne麻痺）に注意する。

nuchal arm（図6）

　まれに片方もしくは両方の上肢が児の首の後ろに回ってしまうことがある。これをnuchal armと呼び，通常の上肢挙上よりも分娩が困難となることが予想される。体幹の回旋で通常の上肢挙上の状態への改善を試みるが不成功の場合は用手的に児の上肢を解出する。その難易度は高く，上肢の骨折や鎖骨骨折の合併は珍しくない[5]。

4) Canpolat FE, Köse A, Yurdakök M: Bilateral humerus fracture in a neonate after cesarean delivery. Arch Gynecol Obstet 2010; 281: 967-9.

上肢解出術
95ページ参照

5) F. Gary Cunningham, Kenneth J. Leveno, Steven L. Bloom, et al. eds: Williams obstetrics. (24th edition). p527-43, McGraw-Hill Education/Medical, New York, 2014.

図6　nuchal arm

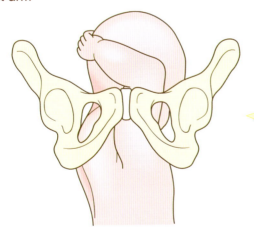

上肢が挙上し骨盤と後頸部との間にはまり込んだ状態で，きわめて娩出しにくい。

6) Vialle R, Piétin-Vialle C, Vinchon M, et al: Birth-related spinal cord injuries: a multicentric review of nine cases. Childs Nerv Syst. 2008; 24: 79-85.
7) Cimmino CV, Southworth LE: Persistent hyperextension of the neck in breech ("star-gazing fetus") and in transverse lie ("flying-fetus"): indication for cesarean section. Am J Roentgenol Radium Ther Nucl Med 1975; 125: 447-8.

81ページ
図2参照

Mauriceau法
100ページ参照

脊髄損傷

強い力が加わると脊髄損傷や脊椎骨折が起こるという報告もある[6]。妊娠満期の骨盤位のうち5%の胎児は頸部が過伸展を起こしている。この状態をstar-gazer fetusもしくはflying foetusと呼ぶ[7]。頸髄損傷を起こす可能性があるため陣痛開始時にこの姿勢であった場合は帝王切開が推奨される。体幹が娩出された後に首の過伸展を認める場合は恥骨上圧迫の併用が推奨されている。

腹部臓器損傷

分娩経過が不良の場合、胎児を牽引して娩出させる。その際、児の骨盤をつかみ愛護的に操作を行うが、腹部をつかんでしまうと児の臓器損傷を引き起こす可能性がある。

迷走神経反射

後続児頭の娩出方法として一般的なものではMauriceau法があるが、児の口の中に示指を挿入する際に児の迷走神経反射を引き起こす場合があり注意する。

双胎の場合は、後続児の胎位によっては足位内回転術を行う場合がある。できるだけ破水をさせずに行うが、破水した場合や、回転術がうまくいかなかった場合などは、先進児が経腟分娩されていたとしても後続児のために帝王切開に切り替えることが検討される。

図7 star-gazer fetus

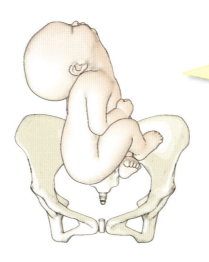

骨盤位の5%程度にみられる胎内で頸部が過度に背屈し、上を向いている状態の児をいう。もともと骨盤位や横位でX線撮影を行ったときにみられたもので、予後の良いものから不良なものまでさまざまな原因が考えられている。先天性異常をもつものでは予後不良なものも多い。経腟分娩により頸部神経損傷が起こることも想定され、帝王切開術が薦められている。

（丸山洋二郎）

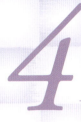

3章 骨盤位

4 骨盤位外回転術1

> **Point**
> - 外回転術は，分娩時の骨盤位を避けるための手技である。
> - 外回転術はインフォームドコンセントを得たうえで，36週以降に行う。
> - 外回転術の成功率上昇を目的として，塩酸リトドリンを使用し，脊椎・硬膜外麻酔下で手技を行う。
> - 合併症に備えて帝王切開の準備をしたうえで手技を行う。
> - 手技は愛護的に行う。
> - 手技中は常に合併症に注意し，適切な対応がとれるように努める。

骨盤位外回転術の意義

　日本産科婦人科学会のガイドラインでは，妊娠満期の骨盤位症例でも経腟分娩の選択は可能としているが，骨盤位分娩に習熟している産科医が常駐すること，経腟分娩の危険性について十分に説明し同意を得ることを必須条件にしており，緊急帝王切開についても事前に同意を得ておくことなどの条件をつけている[1]。しかし近年，わが国では骨盤位経腟分娩に習熟した産科医は激減しているうえ，緊急帝王切開をいつでも速やかに行える施設は限られている。以上のような産科医療情勢を鑑みると，骨盤位症例に対しては帝王切開を選択する病院が大部分を占めると考えられる。
　妊娠満期の骨盤位症例に対する別のアプローチとして，骨盤位外回転術（以降外回転術）がよく知られている。日本産科婦人科学会のガイドラインには外回転術を行うための要件が示されているものの，わが国における

1) 日本産科婦人科学会，日本産婦人科医会．産婦人科診療ガイドライン 産科編2017．日本産科婦人科学会事務局，東京，2017．

外回転術の現状は不明であること，わが国におけるエビデンスが不十分であるということを理由として，外回転術を行うべきであるかどうかについては明言していない。一方で米国産科婦人科学会では，外回転術は合併症の頻度が低く，帝王切開率を有意に減少させることができるという強いエビデンス[2]があることから，妊娠満期で骨盤位の妊婦には少なくとも外回転術に関して情報提供をすることを強く推奨している[3]。国立成育医療研究センター（筆者らの施設）でも同様に，多くのランダム化比較試験（RCT）で効果が立証されていること[2]と重篤な合併症は少ないとされていること[4]から，満期で骨盤位の症例には情報提供を行い，希望があった場合には外回転術を施行している。

本項では実際に筆者らの施設で行われている外回転術のプロトコールや手技の詳細について概説する。

外回転術の適応と禁忌

外回転術は，後述するように緊急帝王切開が必要になる場合もあるため，児が出生しても問題とならない37週以降で行うのが望ましいとされてきた。一方で，最近のreviewでは，35〜36週で行うことで成功率の上昇が見込める可能性が示唆されている[5]。そのため，NICU等の設備が整っている筆者らの施設では早産となった場合の児の管理の問題と外回転の成功率上昇とのバランスを考慮して，36週前後で外回転術を行う場合が多い。しかし，妊婦の希望や骨盤位となった週数などにより，37週以降で外回転術を行うこともしばしばあり，施行時期については妊婦とよく相談する必要がある。

外回転の禁忌についてのコンセンサスはないが，複数の先行研究に基づき，筆者らの施設では表1に示すように，重症胎児発育不全（−2.0SD以下），羊水過少，前期破水，胎児異常，経腟分娩非適応症例（前置胎盤，既往帝王切開）などを禁忌症例としている[6]。

表1　国立成育医療研究センターにおける外回転術の禁忌

経腟分娩非適応症例（前置胎盤・既往帝王切開など）
前期破水
重症胎児発育不全（−2.0SD以下）
羊水過少
胎児異常（染色体異常，形態異常）

2) Hofmeyr GJ, Kulier R, West HM: External cephalic version for breech presentation at term. The Cochrane database of systematic reviews 2015; 4: Cd000083.
3) American College of Obstetricians and Gynecologists' Committee on Practice Bulletins--Obstetrics: Practice Bulletin No. 161: External Cephalic Version. Obstet Gynecol 2016; 127: e54-61.
4) Grootscholten K, Kok M, Oei SG, et al: External cephalic version-related risks: a meta-analysis. Obstetrics and gynecology 2008; 112: 1143-51.
5) Hutton EK, Hofmeyr GJ, Dowswell T. External cephalic version for breech presentation before term. The Cochrane database of systematic reviews 2015; 7: Cd000084.
6) Rosman AN, Guijt A, Vlemmix F, et al: Contraindications for external cephalic version in breech position at term: a systematic review. Acta obstetricia et gynecologica Scandinavica 2013; 92: 137-42.

インフォームドコンセント

筆者らの施設では満期近くの骨盤位症例のために専門外来を設けており，そこで外回転術に関する情報提供を行っている．外回転の施行により緊急帝王切開のリスクがあること，また可能性は低いが胎児死亡などの重篤な合併症の報告もあることから書面でのインフォームドコンセント取得は必須であると考えている．緊急時に備えて帝王切開・輸血の同意書も同時に取得するようにしている．

外回転術のプロトコール・手技

外回転術の希望がある場合には，後日入院のうえ外回転を行う．入院日当日に外回転を行うが，常位胎盤早期剥離や胎児心拍異常について翌日まで注意深く観察するために退院は翌日としている．筆者らの施設での外回転術のプロトコールを図1に示す．

入院後，骨盤位の状態であることを確認した後に，子宮収縮抑制による成功率上昇を期待して[7]塩酸リトドリン50μg/minの投与を開始する．その後NST（non-stress test）を行い，reassuring statusであることを確認し，手術室に移動して外回転術を行う．手術室に移動する主な目的は，緊急時に速やかに緊急帝王切開を行うことである．そのため，手術室入室時は，緊急帝王切開に備えて麻酔科医，手術室看護師，助産師，産科医2名の人員を確保のうえ，新生児科医に一報するようにしている．

手術室に移動後は，麻酔科医によるCSEA（硬膜外＋脊椎麻酔）を行うが，これはCSEA下に外回転術を行うと成功率が上昇するとされていること[8]，胎児心拍異常などで緊急帝王切開が必要になった場合にすぐに帝王切開に移行できるようにすることを目的としている．麻酔は脊髄くも膜

図1 生育医療研究センターにおける外回転術のプロトコール

7) Cluver C, Hofmeyr GJ, Gyte GM, et al: Interventions for helping to turn term breech babies to head first presentation when using external cephalic version. The Cochrane database of systematic reviews 2012; 1: Cd000184.

8) Goetzinger KR, Harper LM, Tuuli MG, et al: Effect of regional anesthesia on the success rate of external cephalic version: a systematic review and meta-analysis. Obstetrics and gynecology 2011; 118: 1137-44.

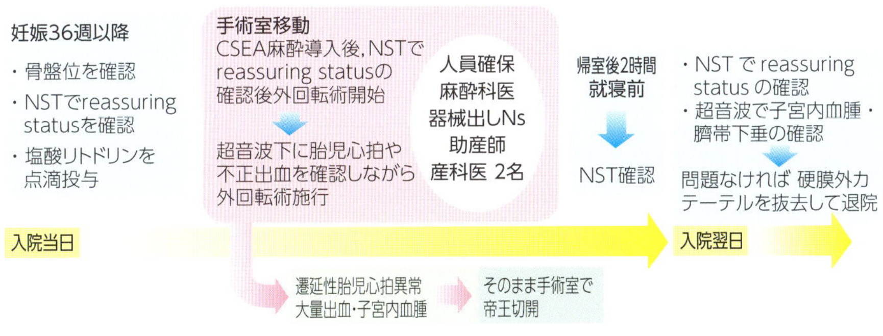

下にブピバカイン7.5mgを投与し，硬膜外カテーテルを硬膜外腔に5cm程度留置するようにしている。

麻酔導入後はNSTにて胎児心拍数モニタリングを行う。そして麻酔レベルが適切でNSTが正常であることを確認後，外回転術を行う。

ここで，脊椎麻酔後には尿道カテーテルを留置することが一般的であるが，外回転においては膀胱尿貯留により児の殿部が挙上されて外回転の施行を容易にさせうると考え，尿道カテーテルは手技終了後に行っている。

外回転術は通常2名（術者・助手）で行う。術者は胎児と向かい合わせ（第1胎向であれば母体右側，第2胎向であれば母体左側）に立ち，助手は術者と反対側に立ち超音波で胎児心拍や胎児位置の確認を行う（図2）。

まずはじめに，術者は片手で児の殿部を把持し，これを児が前回りの方向に移動するように横にずらす（図3）。把持するのには，筆者は通常図3のように親指をメインに使用しているが，手のひらを使用する，示指・中指・薬指の3本を使用するなど，術者のやりやすい方法で行ってよいと考えている。

通常（ほとんどすべてのケース）では，麻酔と塩酸リトドリンにより子宮は十分に弛緩していて殿部は骨盤内にははまっておらず，骨盤から動かないようなケースは少ない。骨盤内にはまっている場合は骨盤高位にする，助手が内診指で児殿部を押し上げた状態から術者が殿部を把持して横にス

図2 外回転術施行時の立ち位置

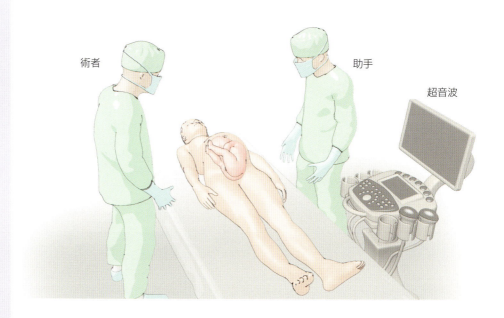

ライドさせる，などの対応をすることもあるが，そのような場合の成功率は高くない。

筆者の経験的に，殿部を押す力が強すぎると性器出血のリスクが上昇する可能性があると考えており，愛護的に殿部をスライドさせていくように注意している。この際，児の通り道が大回りになるように意識するとうまくいくことが多い。同時に反対の手で児頭を屈位になるように適宜誘導し（図4），屈位になっている状態をキープしながら殿部の誘動をメインに児を回転させていく。

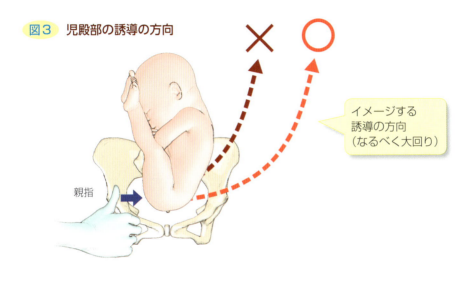

図3 児殿部の誘導の方向

イメージする誘導の方向（なるべく大回り）

親指

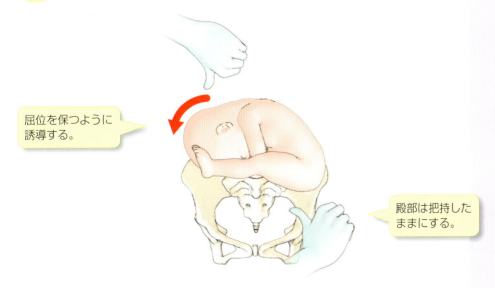

図4 児頭の誘導

屈位を保つように誘導する。

殿部は把持したままにする。

筆者の経験上は児頭をあまり強く押すと胎児心拍異常が高度になりやすいため，児頭誘導が強くなりすぎないように注意が必要であると考えている。
　また，この際超音波で児頭や殿部の位置を確認しながら外回転を行うが，母体の腹壁分を考慮して少し離れた位置から力を加えて誘導していくようにすると，児を把持しやすい（図5）。
　胎盤が前壁の際には腹壁表面と児の距離はさらに遠くなるため，さらに離れた位置から力を加えていくようにしている。また，この際に必ず心拍を1～2分おきには確認するようにし，一過性徐脈が高度にみられる場合には手技を中止し，再開する場合には徐脈から回復したことを確認してから行う。

図5 腹壁の厚みを考慮した，力を加える場所

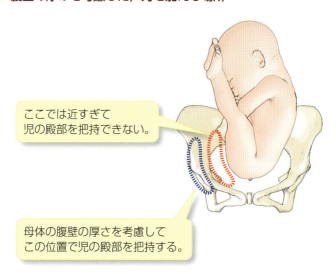

　児が横位に到達したら，今度は児頭を恥骨の方向に押し込むようにして力を加える（図6）。通常の場合であれば，強い抵抗はなく頭位に矯正される。
　ここで強い抵抗がある場合や頭位にならない場合は，再度殿部の誘導を行って位置を矯正していく。しかし，それでも頭位に矯正されない場合は時間をかけても最終的に不成功に終わることが多く，あまり深追いしないことが肝要であると考えている。

図6　児頭の骨盤内への誘導

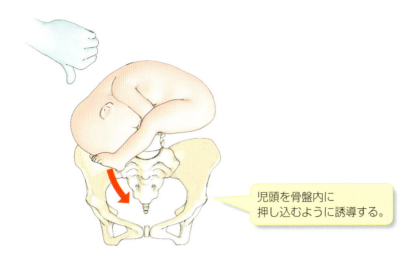

児頭を骨盤内に押し込むように誘導する。

　最終的に頭位に矯正できず，外回転不成功と判断する際の基準は明確には定めていないが，経験上1回の手技で頭位に矯正できなかった後に複数回繰り返して施行することで成功となるケースは少なく，1～2回程度施行して矯正が困難であると感じた場合には，不成功と判断することが多い。また，手技中に出血した場合，徐脈が5分以上遷延した場合には再施行はしないようにしている。

　外回転が成功しても不成功に終わっても，手技が終了した後は超音波で児心拍・胎盤後血腫・内子宮口付近の血腫形成の有無に関して確認を行う。

　頭位に矯正された場合，児頭よりも手足などの小部分や臍帯が先進した状態となることがしばしばあり，術後の管理は慎重に行う必要があると考えているが，筆者らの経験ではそのような症例でも翌日の診察時には全例で児頭が先進しており，有害事象に発展したことはない。

　超音波後はNSTで明らかな心拍異常がないことを確認し，尿道バルーンを留置して手術室から退室する。

　翌日は，NSTでreassuring statusであること，臍帯下垂がなく児頭が先進していること，出血や破水がないこと，胎盤後血腫がないことを確認したうえで退院としている。この際，いずれかのトラブルがあった際には状況により入院を延長して経過観察を行うこともある。

合併症の種類・頻度および対応

胎児心拍異常

　胎児心拍異常は最も頻繁に発生する合併症で，およそ50％にみられる。そのうちの90％以上は5分以内に自然回復し，その後の経過にも特に問題を認めないが，わずかではあるが10分以上遷延する場合もある[9]。この場合は常位胎盤早期剥離の可能性も否定できず，また常位胎盤早期剥離がなかったとしても児のリスクが高いため，速やかな緊急帝王切開による娩出が必要である。

　筆者らの施設では5分以上胎児徐脈が続いた場合には帝王切開の準備を開始し，準備が終了した時点で徐脈が改善していなければ緊急帝王切開を開始して，徐脈発生から10分以内に児が娩出できるように努めている。

不正出血

　筆者らの施設における外回転中の緊急帝王切開は，大部分が不正出血によるものである。多くは胎児心拍や胎盤後血腫を伴わないが，ときに出血が多量（約500mL以上）になったり，内子宮口付近に大きな血腫（約10cm）を形成したりすることもあり，これらの場合には常位胎盤早期剥離の可能性が否定できないという理由から緊急帝王切開を行っている。

　出血が少量である場合には経過観察を選択することもある。

　これらの出血が発生する理由については先行研究もなく明らかではないが，筆者らは大きな血腫を形成した症例を10例以上経験しており，しばしば起こりうる合併症であると考えている。

常位胎盤早期剥離

　常位胎盤早期剥離については，肉眼や超音波での確定診断が困難であるため，前述した性器出血や心拍異常から，常位胎盤早期剥離が疑わしい症例では緊急帝王切開による児娩出を選択している。1万人超を対象としたreviewでは，その発症率は約0.18％とされている[4]。

その他

　本項では外回転の手技・プロトコールがテーマとなっているため詳しくは取り上げないが，前期破水・胎児死亡なども合併症として挙げられている。臍帯巻絡について心配する妊婦が多いが，外回転と臍帯巻絡との関係について報告した先行研究はあまりない。自験例では心拍異常を含む合併症の発症率，外回転の成功率と臍帯巻絡の有無は関連していなかった。

（小川浩平）

9) Suyama F, Ogawa K, Tazaki Y, et al: The outcomes and risk factors of fetal bradycardia associated with external cephalic version. The journal of maternal-fetal & neonatal medicine : the official journal of the European Association of Perinatal Medicine, the Federation of Asia and Oceania Perinatal Societies, the International Society of Perinatal Obstet 2017: 1-5.

3章 骨盤位

4 骨盤位外回転術2

◆ 実施前の確認事項

胎盤の位置

- 骨盤位になっている時点で前置胎盤，低置胎盤の可能性は常に念頭に置かねばならない。
- 経腹超音波検査（US）での診断が重要である。
- 経腟超音波検査では子宮頸部筋層のコントラストの差を胎盤と勘違いする場合が多い。そこで，児計測時に経腹的に胎盤の位置をまず確認後，経腟超音波検査で再度胎盤を確認できれば，より正確な診断が可能である。
- 後壁付着なら問題はない。
- 前壁付着の場合は，配慮を要する。

　この場合は，胎盤付着のない側に児背があることが多い。外回転術の際，術者の手で，児頭を回転させようとすると，前壁付着の胎盤を介して児頭を回転させようとするために，強く外力を加えれば胎盤付着部の子宮筋層を強く圧迫することとなり胎盤剥離のリスクが高まることが予想される。

　無理な追及をせず，逆方向への回転をトライする場合はある。それも無理であれば，外回転は中止することを勧める。

羊水量

　MVPで3cm以上あることが望ましい。2cm以下は羊水過少なので外回転術の適応ではない。

　2～3cmの場合は，トライすることがある。

　2.5cm以上であれば，成功率が高いが，それ以下では厳しいケースが増える。

　羊水量を考えれば，早い週数で外回転術を行えば，羊水量も多く児も小さく回しやすい。しかし，外回転中に胎児機能不全を起こした場合の未熟児出産のリスクを考慮し，筆者らは，原則として34～35週で行っている。

ただし，32〜34週くらいの経産婦で羊水量が3cm以上あるケースでは，胎盤付着部に関係なく，無理なく回る感触があれば，外回転を行うことはある．この週数の経産婦で，児頭の計測が困難なときは，少し強めに腹部を手やプローベで圧迫するだけで，児が回転することは珍しくない．そのような症例は何もしなくても34週位で自然に頭位になる可能性もあるが，32〜34週でも，容易に回転するのであれば，その時期に外回転術を試みてみても問題はない．

臍帯巻絡

超音波検査で臍帯が2回以上巻いていることが確認できた場合は外回転術は行わない．

1回巻絡でルーズに巻いている場合はトライするが，超音波検査で胎児心拍（FHB）と臍帯牽引の程度を慎重に観察し，処置中に胎児徐脈が出現すれば中止とする．

1回巻絡でタイトに巻いていることはまれであるが，超音波検査で観察すると，児の腹部臍帯付着部から弛みなく直線的に児の頸部へ臍帯が追え，それが巻絡している場合や，逆に，胎盤側臍帯付着部から臍帯を追って20cm以内に臍帯巻絡を生じている場合は，外回転の適応外であると考えている．

臍帯下垂

経腹的でよいので，臍帯下垂のないことは確認しておく．

切迫早産

頸管長が2cm以上で，頻回な子宮収縮がない場合は，条件次第で外回転術は許容される．

その他の考慮すべき要因

子宮筋腫や卵巣嚢腫がDouglas窩や内子宮口近傍には存在せず，また，児頭下に存在しないこと．

双角子宮，重複子宮などの子宮奇形が存在しないこと．

低身長で狭骨盤，児頭骨盤不均衡（CPD）の可能性がないこと．

子宮腺筋症で子宮筋層が厚く硬い場合は，外回転術の適応にならない．

高齢で，年齢的に今回の出産を含めて出産は次回までで最後と思われる38歳以上の妊婦や不育症などの貴重児においては，患者が外回転術を強く希望しても，その患者の条件から，骨盤位に関係なく帝王切開の選択もありうるので，外回転術を行わないことを説明し，納得させるべきである．

処置中のコツ

- 腹部のエコーゼリーを用いることは，穏やかな，スムーズな回転術に有用である。
- 回転させる方向は，児の顔が向いている方向に向かってでんぐり返しをすることが第一選択である。
- 骨盤内に嵌頓した児殿部を持ち上げる。具体的には，恥骨上1～2cmの中央部を圧迫し挙上させる方法と，同部位つまり子宮下節を手の親指と人差し指の間のアーチを下節筋層のカーブに合わせ，児殿部が持ち上がるようにアーチを絞り込むように挙上させていく方法がある。また，後記手技を利き手，前記手技を反対の手で行う同時手技も有効である。
- 児殿部が2cm挙上し小骨盤腔から持ち上がったのち，手を離すとすぐに児殿部は骨盤腔に戻ってしまうので速やかに回転の手技に移る。
- 基本は，時計回りであれば，右手で児頭を引き下げ，左手で児殿部を押し上げ回転させる。反時計回りであれば手を反対にして行う。

図1　児殿部を小骨盤腔から挙上させる手技①

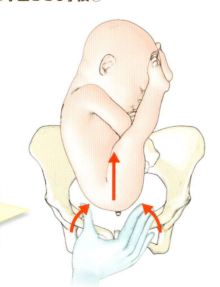

右第1と第2・3指を両側からしぼり込みつつ第1・2指の股で殿部を押し上げる。

図2 児殿部を小骨盤腔から挙上させる手技②

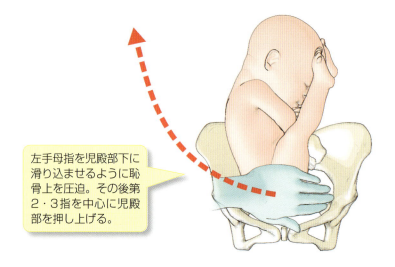

左手母指を児殿部下に滑り込ませるように恥骨上を圧迫。その後第2・3指を中心に児殿部を押し上げる。

図3 児を水平方向へ回転させる手技

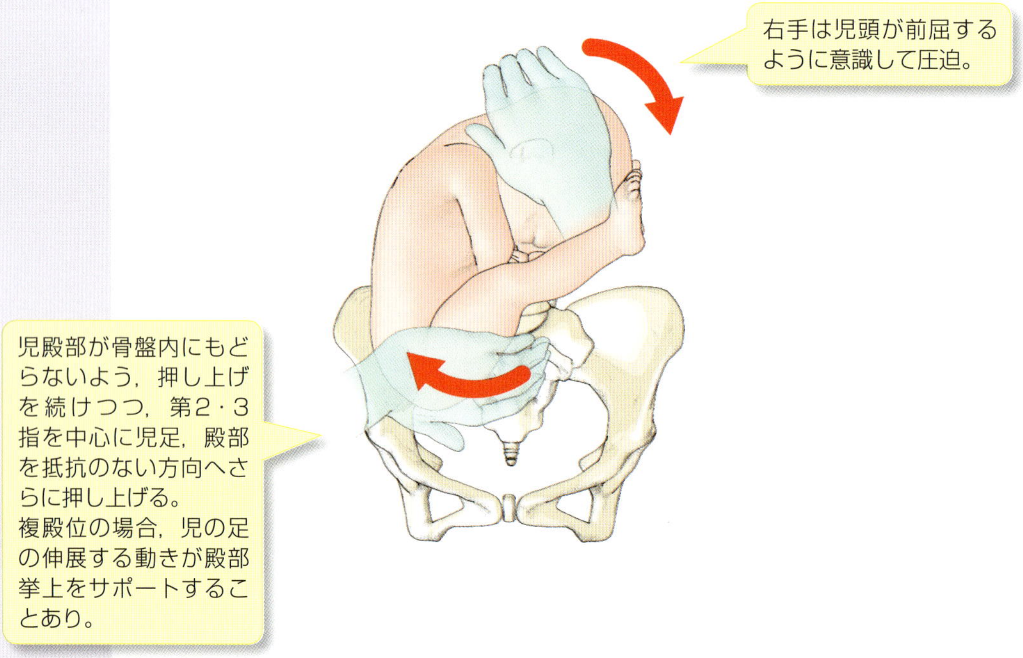

右手は児頭が前屈するように意識して圧迫。

児殿部が骨盤内にもどらないよう，押し上げを続けつつ，第2・3指を中心に児足，殿部を抵抗のない方向へさらに押し上げる。
複殿位の場合，児の足の伸展する動きが殿部挙上をサポートすることあり。

外回転術の経験から得たポイント

1 胎動を利用する

複殿位のみのポイントだが，児が足を伸ばそうとする際の踏み台となるようなイメージで腹部より児の殿部から足部に圧迫を加えると，術者の指を蹴って回転していくケースがままある．もちろん，対側の手は児頭が回りやすいように下方向からやや内側に，児頭頸部が前屈するようなイメージで圧迫を加えるとよい．

2 児頭圧迫

前述したポイントに加えて，術者は子宮内を平面的2Dで回転させるのではなく，前方方向への3D回転もイメージすることが重要である．

平面的に回そうとしても引っかかってしまって動かないことはよく起こりうる．そんなときに，同じ方向へより強い力を加えて回そうとするのは危険である．子宮底の裏から児頭を前方に持ち上げるように，術者の第2～4指を上方より子宮底裏に滑り込ませながら児頭を前方に回転させるとスムーズにいく場合がある．

3 押してダメなら引いてみる

それでも児頭が引っ掛かってうまく回らない，前壁の胎盤が邪魔でうまく児頭に力を加えられないということもよくある．そのときは逆回転をトライしてみる．児を後頭部の方向に回していく方法であり，1で記述した児の足の動きのサポートは期待できない．ただし，ケースによっては胎盤付着のない側に児頭を回せることもある．つまり，力を加えやすいというメリットがあったり，子宮や骨盤の形状的にでんぐり返しでは抵抗があるが，後ろ回りだとスムーズだったりということもある．

図4 児を縦軸方向へ回転させる手技

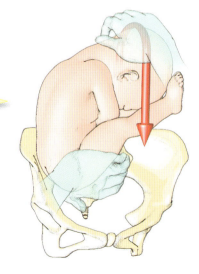

水平方向の回転が難しい時は，右手第2～4指を児頭の裏へ差し込み児頭を持ち上げるように縦軸方向へ回転させると抵抗なく回ることがある．

4 撤退する冷静さはいつももたねばならない

　上記の手技を試みても簡単には回らず，無理して強い腹部圧迫を行わなければならない状況になってきた場合や，処置中に胎児徐脈が複数回生じる状況においては，外回転術は中止すべきである．この場合は，患者に中止の理由を説明し，児を安全に出産させることが最も大切であると説明し，納得の後は帝王切開術（CS）に必要な準備を行うことになる．

処置後の対応

- 外回転が成功しても，失敗しても，処置直後はノンストレステスト（NST）で児のwell-beingの確認と異常子宮収縮がないかを確認する．
- 処置後に臍帯下垂が生じていることはしばしばあるので，必ず確認をしておく．
- 外回転術後に臍帯下垂があっても，NSTの後に再度確認すると，臍帯下垂を認めないことがあるので，あわてることなく経過をみて，その後の対応を検討すべきである．特に成功して頭位になった症例の臍帯下垂は，児頭が内子宮口に嵌頓するにつれ正常な位置に移動することが多い．

　ただし，NST後も臍帯下垂を認めている症例では，①子宮収縮や頸管長短縮を認めていれば入院を考慮すべきである，②切迫早産徴候がなければキックカウントを指示し外来フォローアップとする．

- 外回転術の後，すべて問題がなくともキックカウントでの胎動への注意を促すことと，異常出血＆腹痛の際はすぐに連絡をするように，伝えておく．

　骨盤位の外回転術の原則は，適応と要約を厳密に考慮して行うべきである．また，この術式には個人の経験のファクターもポイントとして伝えられているだけに，コツを身に付けることは重要である．成功すれば妊婦は帝王切開にならずに済むだけに，その有用性は高い．しかし，リスクもあることを認識し，中止することを含めて，無理をすることなく，実施することを願う．

（木下二宣，木下勝之）

3章 骨盤位

5 骨盤位分娩の管理法と牽出手技

> **Point**
> - 骨盤位牽出術の成功のカギは，躯幹横径が最も広い肩甲・上肢部分がいかにスムーズに娩出させられるかにある。
> - 骨盤位牽出術は，児の顔面が母体前面を向くと上肢の解出や児頭の娩出が困難になるため，絶えず母体の後方に向くようにする。
> - 肩甲・上肢の娩出は躯幹を回旋させて行う方法と用手解出する方法とがある。
> - 横8字型骨盤位牽出術と古典的肩甲上肢解出法，Mauriceau法をマスターする。
> - 上肢が挙上しているときには，古典的肩甲上肢解出法を行う。

◆ 骨盤位牽出術のストラテジーと注意点

　骨盤位牽出術の成功のカギは，躯幹横径が最も広い肩甲・上肢部分がいかにスムーズに娩出させられるかにある。

　骨盤位は早くから臍帯圧迫により変動一過性徐脈が出やすく，胎児機能不全が進行すると筋緊張が低下し，骨盤位牽出術時に上肢が挙上しやすい。そうなると肩幅径がより広くなり，上肢解出しない限り児娩出には至らず，時間がかかれば児の状態も悪化する。

　骨盤位牽出術は，児の顔面が母体前面を向く（仰臥位）と上肢の解出や児頭の娩出が困難になるため，児の回旋は顔面が母体後方に向く（腹臥位）ように行う。第1骨盤位第二分類では，努責に合わせて児殿部が4時，5時方向から対側の6時～8時方向へ回り込んでくることがあるが，児が仰臥位にならないように用手的に児殿部をおさえて陣痛間欠期には縦径になるように保持する。

77

躯幹の娩出は，自然に任せて行うか，コルクの栓を抜くように上下に振子様運動をして牽出する。肩甲・上肢の娩出は，躯幹を回旋させて行う方法と用手解出する方法とがある。児の回旋は児顔面が母体後方に向くように行う。児と骨盤の間のスペースは，後方側が広いため，児顔面が母体後方を向いているほうが上肢は自然に解出しやすい。

骨盤前方には恥骨や恥骨弓があるため児の躯幹との間にスペースがなく，腟内の用手的操作は困難で深くはできない。一方，骨盤側方や後方には仙骨先端の骨部分しかなく，児との間にスペースが比較的残されており，用手的操作がしやすい。このため上肢解出など腟内操作は原則，後側方からの操作を行う。

腟内操作を行う際は，児の躯幹を操作の対側へ牽引して操作スペースを広げるようにして行う。

上肢解出術は児背からアプローチし，児の上肢と同じ側の手（同名手）を用いて操作する。この際，肩関節を後方から押すように操作する（肩関節を内旋させる）と児の前腕が躯幹に接するようになるため，上肢解出が容易となる[1,2]。

管理法

1) 陣痛発来後，直ちに入院させ，子宮口の状態や胎位，胎向，先進部の嵌入度，軟産道の状態などを把握しておく。超音波断層検査で胎児の大きさ，位置，羊水量，臍帯の状態，胎盤の位置などを確認しておく。
2) 緊急時に備え，いつでも帝王切開術が施行できるようにしておく。あらかじめ緊急帝王切開術の同意書をとっておき，絶飲食で，血管確保しておくことが望ましい。胎児心拍数，子宮収縮を連続モニターし，厳重管理とする。胎児機能不全では酸素投与，体位変換，先進部挙上，子宮収縮抑制薬使用など児の状態改善に努め帝王切開を行う。
3) 陣痛の状態や破水に注意し，分娩進行に気を配る。コルポイリーゼは賛否両論あるが，必要に応じて用い，軟産道の軟化，開大，足位の防止を図る。微弱陣痛や分娩遷延，分娩停止では原因を考慮し，陣痛促進するか帝王切開にするか検討すべきである。

分娩進行の評価は内診，外診のみならず適宜超音波検査なども施行するとよい。臍帯下垂や脱出には特に注意し，診断時は内診指で先進部を挙上し，臍帯圧迫をできるだけ軽減し，帝王切開する。
4) 陣痛が強くなる分娩第一期後半では無用な努責を避け，呼吸法などで子宮口全開まで待機する。児心拍が良好なら全開してもできるだけ待機し，少ない回数の努責で分娩になるように努める。

---

1) 保母るつ子：III産科手術の術前・術中・術後の管理 5逐娩術 骨盤位娩出術．木下勝之，竹田 省（編集）．産科周術期管理のすべて．メジカルビュー社，東京，2005．
2) 竹田 省：骨盤位娩出術．日産婦誌 2008；60：N92-9．

胎児機能不全
Nonreassuring fetal status

胎児が下降し始めると臍帯圧迫による変動一過性徐脈が高頻度にみられるが，陣痛による下降度，軟産道や陣痛の状況，心拍パターンや徐脈持続時間，徐脈の程度，基線細変動などを総合的に評価し，経腟分娩を行うか帝王切開するべきかを決定する。

5）骨盤位牽出術は胎児機能不全が推定される場合を除き，臍部が自然娩出してから開始する。

双胎第二児の骨盤位の管理法

　RCOGでは，双胎第一児骨盤位ではエビデンスが少ないものの予定帝王切開のほうが児死亡のリスクを減らせること，母体リスクを説明して帝王切開術を選択することを勧めている[3]。

　しかし，分娩がすでに進行している症例においては，個々に症例，医師の技術などに応じて分娩様式を検討してもよい。

　まれに懸鉤が起こることがある。

　また，RCOGでは第一児頭位第二児骨盤位では早産，正期産にかかわらずルーチンで帝王切開とすべきではないとしている[3]。実際，欧米では双胎第二児骨盤位でも第一児が頭位なら経腟分娩を行っている施設も多い。

　双胎第二児骨盤位分娩の特徴としては，第一児が頭位ですでに娩出しているため，子宮口が開大していることにより，比較的骨盤位牽出術が行いやすいことがある。

　しかし，双胎第二児分娩の児の予後は，第一児に比べ悪いことは知られている[4]。

　その理由は，表1に挙げられるが，第一児現出後，第二児の胎位・胎勢が変化することがある，胎盤剥離や臍帯圧迫・臍帯下垂・臍帯脱出などで胎児機能不全に陥りやすい，陣痛が消失・減弱し娩出力が弱くなる，産道異常が起こる，などにより，高い位置からの骨盤位牽出術や内回転・外回転など高度な産科技術が必要になることである。また，人工破膜のタイミングや陣痛促進や第二児緊急帝王切開術など高度な判断が求められることも挙げられる[4]。このため，技術トレーニングなどを受けて骨盤位牽出術や内回転などの技術的な裏付けがなければ，双胎経腟分娩に踏み切れないことになる。

　双胎第二児が，高い位置で胎児機能不全に陥った場合，骨盤位より頭位のほうが娩出困難なこともある。骨盤位は高い位置からの牽出は足部を把持し，牽引可能であるが，頭位では鉗子や吸引遂娩術ができないからである。

3) RCOG Green-top Guideline No. 20b: Management of Breech Presentation. 16 March 2017. https://doi.org/10.1111/1471-0528.14465

懸鉤
interlocking

4) 竹田省，林正敏，臼井真由美，ほか：双胎経腟分娩のリスクと管理．産と婦 2002；69：876-83．

表1 第一児娩出後，第二児経腟分娩のリスクと問題点

1. 第二児の予後不良	2. 第二児の羊水量，discordancyの存在
a. 第二児の胎位，胎勢の異常	第二児が小さい，IUGR，羊水過少
骨盤位，横位，顔位	第二児が大きい，羊水過多
b. 臍帯，胎盤の異常	双胎間輸血症候群
・occult cord prolapse	3. 人口破膜のタイミング
・臍帯下垂，脱出	待機か積極的破膜か
・胎盤剥離	4. nonreassuring FHR出現時の対応
c. 産道異常	a. 技術上の問題
子宮口縮小，絞扼輪	・外回転，内回転
d. 陣痛異常	・骨盤位牽出術
陣痛消失，微弱陣痛	・高い位置よりの吸引分娩，鉗子分娩
e. nonreassuring FHR	b. 第二児の帝王切開術

　これらのさまざまな理由により，わが国では骨盤位牽出術自体ができない産科医が多くなり，双胎経腟分娩も行わなくなってきていると考えられる。

殿部・躯幹の把持

　自然に殿部が娩出され下肢が解出されてから児背側から骨盤部を把持する。直接手袋で把持すると滑りやすいのでガーゼやタオルの上からつかむとよい。両親指は仙骨上におき，両人差指は腸骨稜にかけしっかり把持して牽出を開始する。決して腹部を把持してはならない。

　自然に会陰から殿部が脱出する以前に牽引を開始しなければならないときには，両示指を腟内に挿入し，児背から鼠径部にかけて殿部を把持し牽出して，下肢を解出する。示指が大腿骨にかかると骨折の原因になるので注意する（図1, 2）。

　足部や下肢の牽引は，双胎第二児骨盤位分娩のように高い位置から牽引したり，足位などで牽引する場合に必要になる。親指，示指・中指で両足部もしくは片足部を把持し，牽引する（図3）。

　不全足位の場合，下肢が前在で先進する場合は牽出できるが，後在に下肢がある場合，恥骨上に殿部がくるため牽出できず，躯幹を180°回旋させ，後在下肢を前在にして牽出する。内回転する場合でも前在下肢の足部を把持し，牽引する。

骨盤位分娩の管理法と牽出手技

図1　殿部の把持

殿部の把持は同名手の手で児背部からしっかり把持する。親指は児の仙骨部に置き，示指は股関節の鼠径部上に引っ掛けるように伸ばして把持する。主に親指と示指で把持し，他の指は殿部に添えるようにする。腹部損傷や大腿骨骨折の原因になるため，示指は腹部や大腿部に絶対かからないようにする。

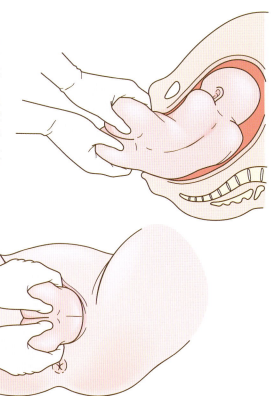

図2　下肢解出後の躯幹の把持

親指と示指で牽引し，下肢が会陰から脱出し，下肢が解出された後は，残りの三指で殿部側方から寛骨全体をしっかり把持する。

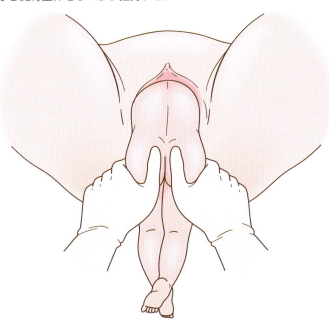

図3 腟内からの牽引と殿部・足部の把持

a) 高い位置からの牽引
単殿位の場合，同名手の示指を股関節部に引っ掛けるようにして牽引する。示指は腹部や大腿部にかからないようにする。足位，不全足位や横位などでは，足部を把持して牽引する。

b) 腟内の牽引
両方の同名手の示指を股関節部分にかけ，努責に合わせて牽引する。

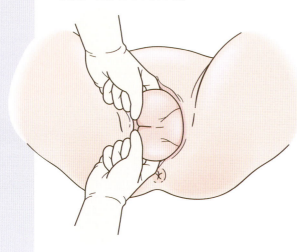

c) 足の牽引
両足把持する場合は足関節を背部から親指，示指，中指，第4指で内踝，外踝の上方を持つ。中指は両足関節の間に入れる。片側足部を把持する場合，親指，示指，中指の三指で踝の上で把持し，牽引する。

1) 両足を持つ場合   2) 片足を持つ場合

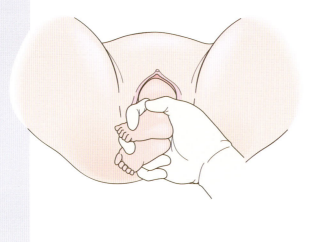
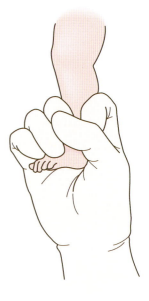

実際の牽出法

先進部の排臨を認めたら，先進部を軽くおさえ必要に応じ陣痛間欠時に手のひらで押し返す。この操作を繰り返すと，自然に下半身が娩出される。

続いて肩甲下角が見えたころから娩出術を開始する。児心拍悪化を認め胎児機能不全に陥る場合は，早めの牽引開始となる。

（1）横8字型骨盤位牽出術（竹岡式）

児の殿部を把持し，児背が常に母体腹側を向くように大きく8の字を描きながら側下方向に牽引する。Müller法の躯幹上下振子運動とLøvset法の躯幹回旋運動を取り入れ，肩甲・上肢を自然解出させる方法で，日本で広く用いられている[5,6]。筆者らは横8字型牽出術を基に牽引方向を多少変えて行っている[1,2]。

第1骨盤位では，児殿部をしっかり把持し，まず4時方向の側下方へ児の躯幹を強く牽引する。次いで左上方に躯幹を牽引しながら児背が母体腹側に向かうように回旋させる。その後躯幹の回旋は続けながら8時方向の側下方に強く躯幹を牽引する。このとき躯幹は第2骨盤位になっている。

最初の躯幹上方牽引にて右後在上肢は骨盤内に入り，左側下方牽引にて右前在上肢は恥骨下をくぐり抜けてくる。さらに右上方に躯幹を振りながら逆方向に躯幹を回旋し，上方牽引が頂点に達したら，4時方向側下方に強く牽引する。上方牽引にて右上肢が自然解出し，次の右下方牽引で左上肢も自然解出することが多い。解出しなければ再度上方牽引，左側下方牽引を行うと，通常この牽引操作までには両上肢が自然解出される。

両上肢が自然解出されたら後続児頭娩出法を行う。

図4　横8字型骨盤位牽出術

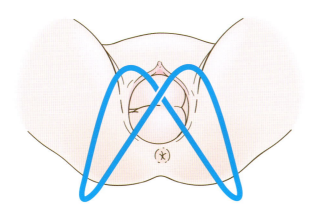

5) S Suzuki, K Kubonoya, Y Takeishi: Trends in mode of delivery for breech presentation in Japan: 'Transverse figure 8 breech delivery'. Hypertens Res Pregnancy 2018. December 23 2018. https://doi.org/10.14390/jsshp.HRP2018-010

6) 竹内正人，進 純郎：骨盤位牽出術．産と婦 2003；70：35-44．

図5　殿部の把持

🎥 Video:「横8字型骨盤位牽出法・Bracht法」 3：12

通常，努責により自然に殿部が会陰より脱出し，下肢が自然に解出するまで待機する。しかし，殿部下降に伴い臍帯圧迫が強くなるため，早めに牽出せざるをえない場合もある。この際は，殿部が腟内にあっても，児の股関節部分に同名手の示指をかけ，牽引を開始する。示指は鼠径部に置き，決して腹部や大腿部を牽引してはいけない。両手でしっかり殿部（骨盤部）を把持する。

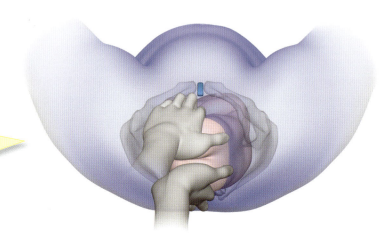

> 努責時は児が飛び出さないように先進部に手を添えて待機する。

図6　下肢の解出

🎥 Video:「横8字型骨盤位牽出法・Bracht法」 5：11

自然もしくは牽引により下肢が解出された後，親指，示指は変わらないが，残りの3指で寛骨部分をしっかりと把持する。

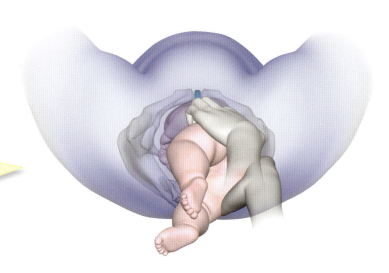

> 児は羊水などで滑りやすいのでタオルなどを巻き，その上から把持するとよい。

骨盤位分娩の管理法と牽出手技

図7　横8牽引開始

Video：「横8字型骨盤位牽出法・Bracht法」 11：07

第一骨盤位症例。まず時計の4時，5時方向に斜め下方に牽引する。

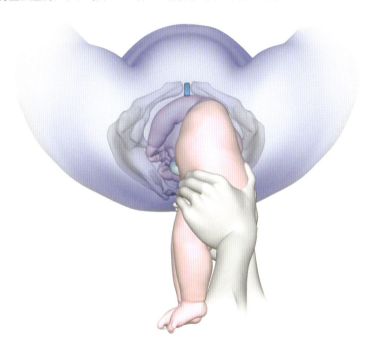

図8　躯幹回旋

Video：「横8字型骨盤位牽出法・Bracht法」 19：18

次いで上方に牽引しながら躯幹を反時計回りに第二骨盤位に位置するように回旋させる。後在上肢を前在にもってくるようにして躯幹を回旋させて，前在にきた上肢を解出するLøvset法を取り入れた方法である。躯幹の上下振子運動(Müller法)とLøvset法のまさにコラボレーションといえる。

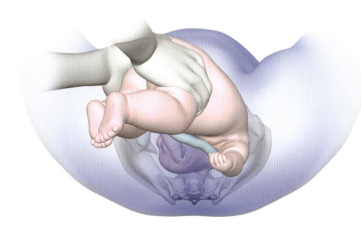

このとき，児の右上肢が自然解出することが多い。

図9 対側斜め下方への躯幹牽引

🎥 Video:「横8字型骨盤位牽出法・Bracht法」 23:16

時計7時，8時方向への躯幹の牽引

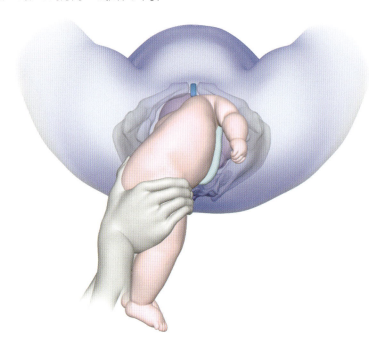

図10 躯幹の上方かつ反対側への回旋（Løvset法）

🎥 Video:「横8字型骨盤位牽出法・Bracht法」 29:27

この操作により左上肢が自然解出される。上肢が解出されなければ同様の操作をもう一度繰り返すと上肢が自然に解出される。通常1回で両上肢が自然解出するが，2回要することもある。2回以上繰り返しても上肢が自然解出されなければ，古典的に解出する。

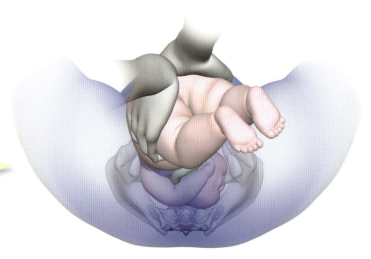

> VideoではBracht法にて児頭を娩出させている。

肩甲上肢解出法

1) Bracht法

児体幹と下肢を一緒に把持し，挙上背屈させ，恥骨を支点として弧を描くように母体腹側に回旋させる。肩甲や児頭が横径で娩出されるので，児が小さく経過順調の場合に行う。児頭のみの娩出や帝王切開術の子宮切開創から出すときにも応用できる。

図11　Bracht法

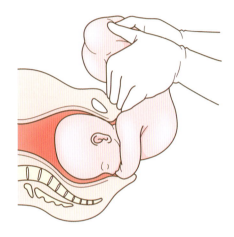

2) Müller法

前在肩甲下角が恥骨弓下に現れたら，児体幹を縦位として強く後下方に牽引し前在上肢を娩出させ，次いで躯幹を前上方に挙上させ後在上肢を娩出させる。

躯幹を上下に振子運動させることにより上肢を娩出させる方法である。

図12　Müller法

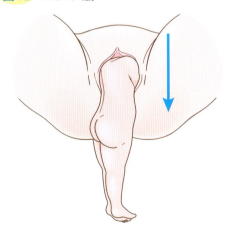
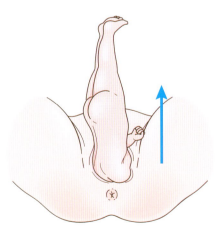

3）Løvset法

　児背まで娩出したら児の顔面が母体の後方にくる方向（第1骨盤位なら反時計方向，第2骨盤位なら時計方向）に躯幹を後下方に牽引しながら180°回転させる。後在にあった左上肢が前在に回り，肩甲と上肢が娩出される。自然に娩出しない場合は，前在上肢を用手的に解出する。

　次に元の胎向に戻すように始めと逆方向へ180°回転させると後在にあった右上肢は前在に回り，未娩出の肩甲と右上肢が娩出される。これを娩出されるまで繰り返す。

　躯幹を回旋させることにより後在上肢が前方に回る際に恥骨下もしくは恥骨をくぐり抜け自然解出される[7]。

　これに上下の躯幹振子運動を加味し，8字型に回旋させたものが横8字型牽出術といえる。

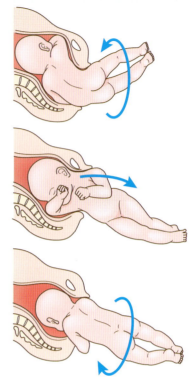

図13　Løvset法

4）Maul法

　Løvset法の類似法。第一骨盤位で児体幹が娩出されると前在肩甲（左肩）は10時方向に存在する。時計回りに回旋させると2時方向で前在肩甲と上肢が娩出される。さらに回旋させ第2骨盤位とし，前在肩甲（右肩）を10時方向へ回旋させると，前在肩甲と上肢が娩出される。Løvset法より回旋度合いは弱いが類似した方法である。

図14　Maul法

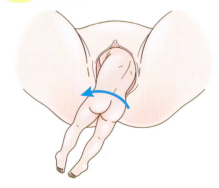
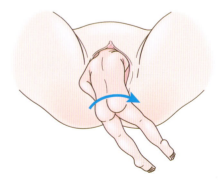

7) Jorgen Løvset: Shoulder Delivery by Breech Presentation. J Obstet Gynaecol Br Emp 1937; 44: 696-701.

（2）古典的骨盤位牽出術

躯幹はMüller法のように上下振子を行い，上肢・肩甲は古典的解出法にて娩出させ，児頭はMauriceau法にて娩出させる方法である。上肢が挙上していたり，後頸部方向に向いている場合には本法を用いて解出する[1,2]。

古典的肩甲上肢解出法は，児の両足部を上方に挙上し，児と骨盤後方とのスペースができるだけ広くなる状態にして行う。

児背を骨盤縦径，もしくはやや仰向きの斜径になるようにし，後在上肢を解出する。術者は児の上肢と同側の同名手を用い，児背より挿入し肩を触知する。肩から上腕をたどり肘関節前腕屈曲面に示指もしくは示指と中指の2本の指をかけ，児の胸腹部前面に沿って上肢をやさしく解出する。この際，総論で解説したように肩関節を前方に押し内旋させて行うと，肘関節屈曲面が躯幹前面に接して位置するため，解出が容易となる。肘関節屈曲面よりずれて上腕骨に直接指をかけて操作すると，骨折など児損傷を引き起こすので注意する。

次いで前在上肢が後在になるように，児背を母体前方に向かうように回旋させる。足部を持つ手を入れ替え，反対の同名手で同様に上肢を児の躯幹前面に沿ってやさしく解出する。

1) 保母るつ子：III産科手術の術前・術中・術後の管理 5逐娩術 骨盤位娩出術．木下勝之，竹田省（編集），産科周術期管理のすべて．p229-32，メジカルビュー社，東京，2005.
2) 竹田 省：骨盤位娩出術 日産婦誌 2008；60：N92-9.

図15　努責時，先進部に手を添え軽く抑える

🎥 Video：「古典的骨盤位牽出術・Mauriceau法」 4：03

努責の強さを感知できることや児が飛び出して軟産道裂傷を起こすことを防止する。また，子宮口が十分開大しないうちに児が下降することも防止できる。

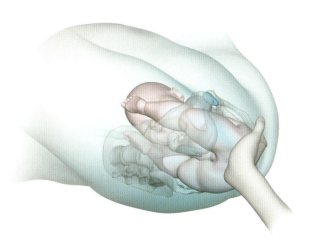

努責時，先進部に手を添え軽く抑える。

図16 殿部の把持

🎥 Video：「古典的骨盤位牽出術・Mauriceau法」 8：10

手を添えて下肢が自然解出するまで牽引を待つが，児心音の悪化などがあり，早期に娩出開始することも多い。両股関節部分に同名手で児背より示指を掛け，骨盤部を把持し，下肢を解出する。

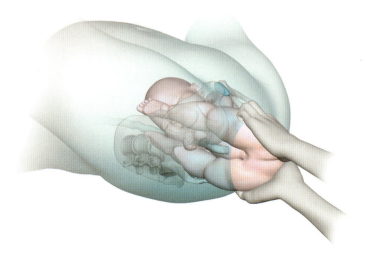

図17 躯幹の上下振子

🎥 Video：「古典的骨盤位牽出術・Mauriceau法」 20：28

骨盤部をしっかり把持し，コルク栓を抜くように躯幹を上下に振子運動し，肩甲の娩出を図る。

> 骨盤部をしっかり把持し，大腿骨を直接把持しないようにする。

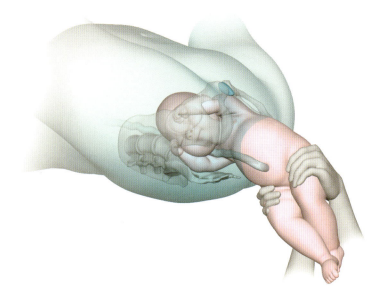

骨盤位分娩の管理法と牽出手技

図18　後在上肢の解出

🎥 Video：「古典的骨盤位牽出術・Mauriceau法」　31：00

第一骨盤位では児の後在右上肢を術者の同名手（右手）で解出するため，術者左手で児の足部をしっかり把持して躯幹を上方に挙上する。このため，後在肩が骨盤内へ先進する。

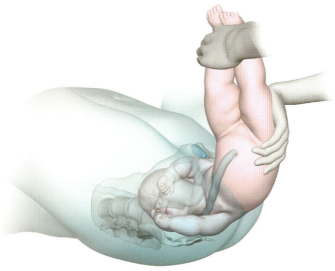

図19　肩関節の内旋

🎥 Video：「古典的骨盤位牽出術・Mauriceau法」　36：02

同名手で児背方向から肩関節部を前方に押し出し，肩関節を内旋させる。これにより上肢も顔面に沿って正中方向に移動する。児の後在肩関節内旋時には児は仰向きになるため，両肩軸は骨盤斜径に一致する。

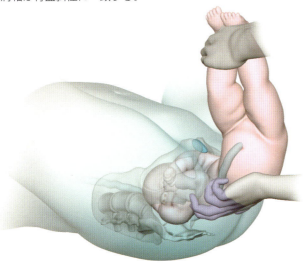

> 後在肩甲（胎児の右肩）を術者の右手で，児背方向から前方に，肩関節を内旋させる。上記の肩関節を内旋させる操作は，児の両肩軸が前後径から斜径に一致するようになることにもつながる。

図20　肘関節の把持

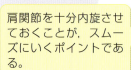Video：「古典的骨盤位牽出術・Mauriceau法」 38：17

上腕をたどって肘関節屈曲面を見つけ，示指もしくは示指と中指の2本の指をかけて躯幹に沿って上肢を解出する。決して上腕骨や前腕部に指をかけないことが児損傷を防ぐ意味で大切である。

> 肩関節を十分内旋させておくことが，スムーズにいくポイントである。

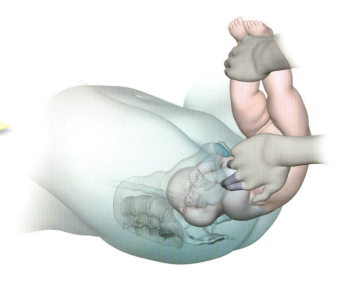

図21　躯幹の回旋

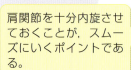Video：「古典的骨盤位牽出術・Mauriceau法」 51：05

後在上肢解出後，躯幹を第一から第二胎向に児が母体背面を向くように180°回旋させ，前在上肢を後在にもってきて左上肢を解出する。

> Løvset法の要領で児の躯幹を反時計回りに回旋させる。

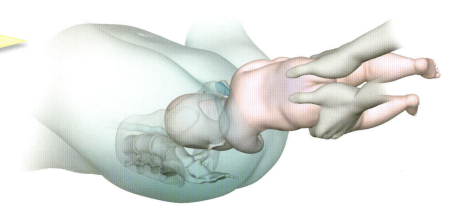

骨盤位分娩の管理法と牽出手技

図22 左上肢の解出

Video：「古典的骨盤位牽出術・Mauriceau法」 59：16

同様に術者の同名手で解出する。後方からの肩関節の内旋が重要である。

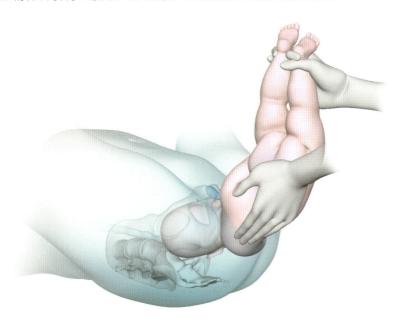

図23 Mauriceau法による児頭娩出法

Video：「古典的骨盤位牽出術・Mauriceau法」 1：13：25

児の体幹を内診手に騎乗させ，示指と中指を口唇両側に沿える。反対側の手の示指と中指を両肩にかけて児を把持する。内診の指で下顎を引いて屈位をとらせ，肩にかけた指で手前に牽引しながら上方へ回旋させる。

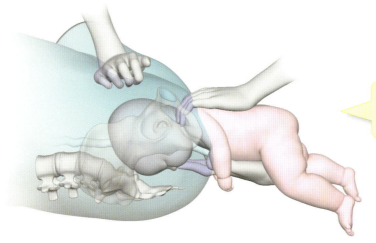

Mauriceau法と同時に恥骨上を圧迫するとより効果的である。

図24 児頭の娩出完了

▶Video：「古典的骨盤位牽出術・Mauriceau法」 1：18：25
恥骨下端を軸に児頭を回旋させるように牽引する。

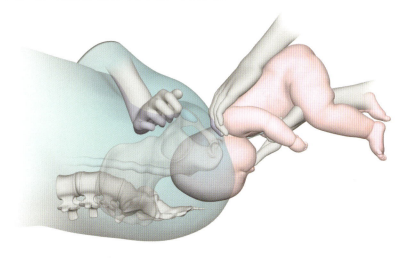

児は母体の腹部に乗せるように回旋させる。

Column

横8字型牽出術と古典的牽出術の違いは？

　横8字型牽出術は，躯幹を横8字を描くように斜め下方から上方へ牽引し，ついで回旋運動も交えて対側斜め下方へ，さらに上方へと牽引し，8字が完成する。この操作のなかに，総論で解説した3つの操作がすべて入っている。特に躯幹の8字様の振子は，絶えず児の両肩軸が骨盤の斜径や横径に一致するようにし，より広い径の中で牽引し通過しやすくしているものである。古典的骨盤位牽出術は，躯幹を上下に振子牽引するもので，骨盤の前後径のなかで牽引することになり，横8字型牽引より抵抗が高い牽引法といえる。ワインの栓を抜くとき，同じ径の栓ならワインの瓶の口が広いほど容易になるのは言うまでもない。

　横8字型牽出術は回旋させながら上方に牽引する際，恥骨で自然に肩関節を後方から押すことにより内旋させ，後在肩甲を骨盤内に先進させる。つまり一連の操作で，1章 総説で述べた肩甲の3つの操作をすべて行うことになる。古典的牽出術は肩の先進，内旋および両肩軸の斜径への誘導はすべて上肢用手解出術による操作で行わなければならない。このため，古典的牽出術は熟練しないと難しい。

　骨盤位牽出術は，横8字型が容易であり，肩甲上肢が自然に無理なく娩出されるもので，誰にでも推奨される。しかし，胎児機能不全で筋緊張が乏しい状態での牽出や上肢挙上，nuchal armなどの症例では上肢解出術が必要となるため，古典的牽出術は行わなくても，上肢解出術は知っておくべき技術である。

上肢挙上や後頸部に上肢がはまり込んだ場合

　上肢が挙上した場合や恥骨と後頸部との間に上肢がはまり込んだ場合（nuchal arm）には，本法を施行しないと上肢解出は困難である．上肢の挙上は，胎児機能不全などで筋緊張が減弱すると起こりやすく，児の状態が悪いことがある．このため，より確実・迅速な操作が要求される．

　解出操作はスペースのある後在上肢で行う．前在上肢が挙上したり，nuchal armとなっている場合は，後在上肢となるように回旋させて行う．

　第1骨盤位の場合，術者は左手で児の足を把持し，児体幹を母体恥骨側に牽引挙上し，後在肩甲と後腟壁の間に間隙をつくる．術者の右手をその間隙に挿入し児の後在上腕を解出する．上肢が挙上していたり後頸部にはまり込んでいる場合，肘関節前腕屈曲面は肩よりさらに上方に位置するため，上腕を辿って関節面を触知する．この際，前述のように肩関節を内旋しながら解出操作を行うと，関節部や前腕部が児頭や顔面に沿って動いてくるので無理な力がかからず，上腕損傷などが起こりにくい．

　次に180°回旋させて第2骨盤位とし，同様に反対の手で児の足関節を把持する．反対の同名手にて同様に上肢解出を行う．

nuchal arm
61ページ参照

図25　両側上肢挙上例

a：正面

▶ Video：「両側上肢挙上例」　0：00

骨盤位牽出術中に上肢が挙上し，後頸部にはまり込み牽出不能となった例．両肩幅が最大となり，このままでは肩甲・上肢が娩出できない．

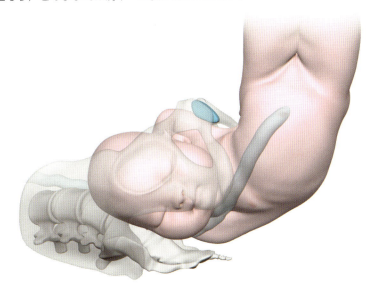

b：背面

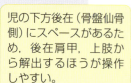Video：「両側上肢挙上例」 5：08

このまま上肢を牽引すると上腕骨骨折や神経損傷の原因となる。児背部より同名手を挿入し，肩関節を児前方に押し，両肩幅を縮小させ内旋させて解出する。

児の下方後在（骨盤仙骨側）にスペースがあるため，後在肩甲，上肢から解出するほうが操作しやすい。

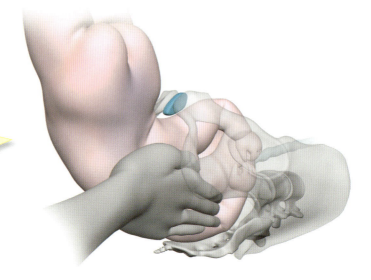

図26　後在肩を内旋

a：後在肩の内旋

Video：「両側上肢挙上例」 7：16

躯幹を上方に牽引している児の肩を後方から押すと，肩関節が内旋すると同時に後在肩甲が挙上し骨盤内に先進し，両肩軸が骨盤前後径から斜径に一致するように移動することにもなる。

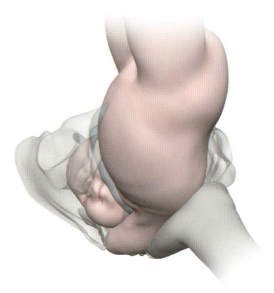

b：上肢の顔面に沿った移動

▶ Video：「両側上肢挙上例」 9：05

肩関節が内旋すると上肢肘関節は，顔面に沿うように移動し，前腕も同様に側頭部から顔面に沿って移動する。

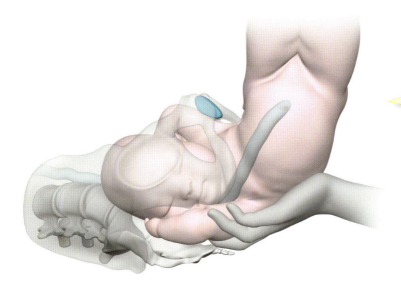

児の上腕部や前腕部に直接指をかけて牽引することは骨折の原因となるので決して行わない。

c：上肢の解出①

▶ Video：「両側上肢挙上例」 12：01

肘関節屈曲面に一指ないし二指をかけgentleに上肢を顔面，躯幹に沿って下降させ，解出させる。

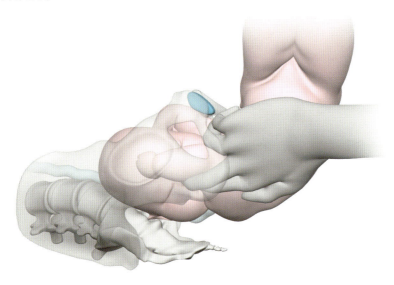

d：上肢の解出②

▶ Video：「両側上肢挙上例」 16：22

上肢が躯幹から離れないように解出する。後在上肢の解出後，児を第1骨盤位から第2骨盤位に反時計回り（児背を母体腹側に向かうよう）にLøvset法の要領で180°回旋して同様に行う。

> 児は決して仰臥位にしないように，第1骨盤位の場合，児背を反時計回りに180°回旋させる。

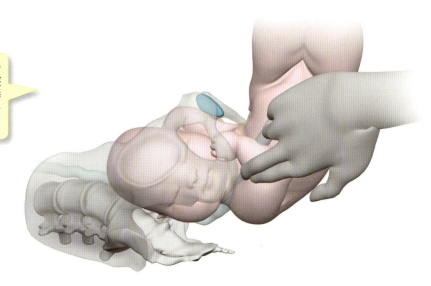

（竹田　省）

3章 骨盤位

6 後続児頭の娩出法

> **Point**
> - 骨盤位分娩の際に行われる後続児頭の娩出法は，Mauriceau法やVeit-Smellie法が一般的である。
> - 児の体幹を内診手に騎乗させ他側の示指と中指を児の両肩にかけて牽引する。
> - 原法では，児の口腔内に示指を挿入して行われるが，児合併症（迷走神経反射や咽頭憩室の変位，下顎骨脱臼）を防ぐため，示指と中指を口唇の両側に添えて行われる。
> - 恥骨上を助手に圧迫させて児頭圧迫法を併用する（Wigand-Martin-Winckel法）。

◆ Bracht法

　骨盤位分娩では，臍輪部娩出までは臍帯圧迫による低酸素血症となることは少ない。そのため，分娩時の胎児心音低下がなければ，原則として自然娩出に委ねる。
　後続児頭が自然に娩出されるのを助ける方法としてBracht法がある。他の手技と異なり，人為的な力が比較的少なく，児への損傷のリスクは低い手技である。
　足位の場合は，児の両足を把持して牽出し誘導させる。殿位の場合は初めから腰を把持することが基本である。
　児の殿部が娩出されたら，児の両腰を両手でしっかり把持し，母体の足方へ体幹を誘導させる。児の肩甲下角が娩出されるまでは，母体と水平に牽引することが重要である。児の肩甲下角まで娩出されたら，母体の腹側

1) 木下勝之,竹田省(編集),産科周術期管理のすべて, p230-2, メジカルビュー社, 東京, 2005.

に児体幹を挙上背屈させ，母体の恥骨弓を支点として弧を描くように母体腹側に回旋させ，後続児頭を娩出させる[1]（図1）。その際に，無理な力がかかると児頸部の神経損傷を引き起こす可能性があるため，無理に牽引しないことが大切である。

図1　Bracht法（肩甲上肢娩出法）

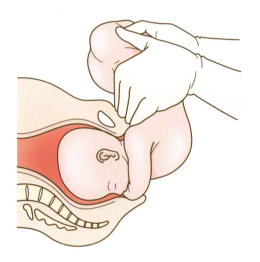

児の体幹を把持しながら弧を描くように体幹を回旋させ児頭を娩出させる。

2) E.Yeomans, B.Hoffman, L.C.Gilstrap, et al. eds: Cunningham & Gilstrap's Operative Obstetrics. (3rd ed), p344, MCGRAW-HILL EDUCATION, New York, 2017.

 ## Mauriceau法，Veit-Smellie法

　後続児頭を牽引して娩出させる方法として，Mauriceau法やVeit-Smellie法がある[2]（図2,図3）。 骨盤位牽出術のうち最も一般的な手法である。また，骨盤位での選択的帝王切開術の際にもよく用いられ，修得しなければならない基本的手技である。この方法は，無理に牽引を行うと鎖骨骨折や腕神経叢麻痺が起こる可能性があるため，注意する必要がある。
　まずは，児背を上向きにさせる。次に，児の体幹を内診手に騎乗させ，示指と中指を口唇の両側に添えて下顎を引き屈位を保たせる[2]（図2）。
　原法では[1]，児の口腔内に示指を挿入させるが，迷走神経反射や咽頭憩室の変位，下顎骨脱臼を引き起こす可能性があるため，行われなくなっている（図3）。
　他側の示指と中指を開いて児の両肩にかけ，残りの指と手掌を児背に当てる。そして，両手で児頸部を固定させて，両手で一度母体の背側（下方）に牽引する。児の後頭結節が恥骨弓の付近まで娩出されたら，骨盤誘導線に沿って母体の腹側（上方）にゆっくり回旋させる。この際に，助手が母体の恥骨上を圧迫すると児頭が娩出しやすくなる（Wigand-Martin-

Winckel法，図3）。

　後続児頭の娩出が困難なときは，児顔面を側方に向けると有効なことがある。

図2　Mauriceau法（後続児頭牽出法）

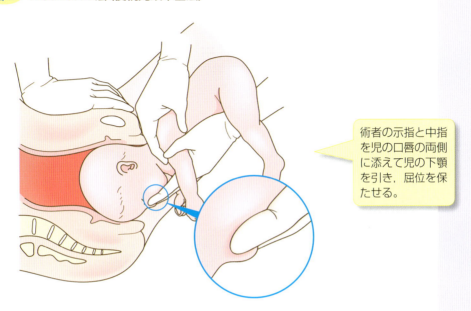

術者の示指と中指を児の口唇の両側に添えて児の下顎を引き，屈位を保たせる。

図3　Veit-Smellie法（後続児頭牽出法，原法）
　　　同時に恥骨結合上を圧迫する方法（Wigand-Martin-Winckel法）

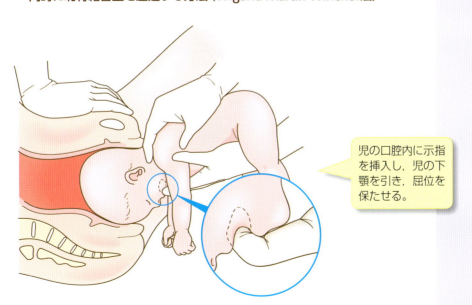

児の口腔内に示指を挿入し，児の下顎を引き，屈位を保たせる。

Prague法

　児背が母体の背側に回旋しない場合の後続児頭娩出法として，Prague法がある[2]。

　術者の片手で児足を把持し，母体の腹側に児の体幹を挙上させる。他手の掌で，児背及び肩甲を把持し牽引して娩出する(図4)。

図4　Prague法

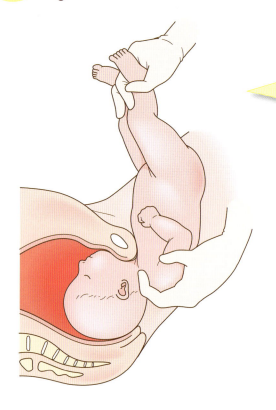

術者の片手で児足を把持し，児の体幹を挙上させ，他手で児背および肩甲を把持し，回旋させながら娩出する。

（鈴木敏史）

後続児頭鉗子

Point

- 骨盤位牽出術でMauriceau法やVeit-Smellie法などで児頭が娩出できない場合に使用される。
- Naegele鉗子が使いやすく代用できる。
- 娩出躯幹を垂直に介助者に挙上してもらい鉗子挿入を行う。
- 鉗子牽引は恥骨後面の角度に沿って通常よりさらに下方の1位方向に引くと初動が得られる。
- 骨盤位牽出術を行う際，新生児蘇生の準備とNaegele鉗子を用意しておく。

　後続児頭鉗子は，骨盤位牽出術でMauriceau法やVeit-Smellie法などにより児頭が娩出できない場合に使用されるもので，専用のPiper鉗子があるが，大きく長く重いので使用しにくい。実際はNaegele鉗子のほうが使いやすく代用できる。

　ほとんどMauriceau法やVeit-Smellie法で児頭は娩出されるため，使用することはまれである。しかし，後続児頭を用手的に娩出できなければ本法しか選択の余地はなく，知識として知っておくことも大切である。筆者もこれまでに後続児頭鉗子がなければ娩出不可能であった症例を2例経験しており，いずれの症例も無事娩出でき，児に異常はなかった[3]。

　また，普段鉗子分娩を行わない産科医においても，吸引分娩にて娩出できない場合などの緊急事態のために鉗子手技の知識をもち，鉗子分娩の技術トレーニングなどを受講するのもよい。特に技術をマスターする際には，内診の正確さ，児頭下降度の評価や児頭の牽引方向など共通の項目も多く，知識として，技術トレーニングとして体験しておくことも有用と思われる[4～8]。

　鉗子の挿入は，両上肢，肩甲が娩出した状態で児背が前方（母体腹側）に向いている状態で行う。娩出躯幹を垂直方向に介助者にBracht法の要領で挙上してもらい，その状態でNaegele鉗子を用い，通常の方法と同様に鉗子挿入を行う（図5）。児頭部が過伸展しないように，恥骨を超えて躯幹を挙上しないようにする。鉗子挿入側と反対側に躯幹を傾けると挿入しやすい。右葉挿入が困難なら，胎児躯幹を母体左側方向へ傾けて行う。

---

3) 竹田 省：8章 鉗子手術の手技：異常編 斜径，横径の鉗子，後続児頭鉗子．竹田 省，関 博之（編集），児頭下降度の評価と鉗子遂娩術．p86-7，メジカルビュー社，東京，2015．

4) J Takeda, S Makino, A Itakura, et al: Technique of forceps delivery using UTokyo Naegele forceps. Hypertens Res Pregnancy 2017; 5: 24-25.

5) J Takeda, H Ando, S Makino, et al: Fallible pitfalls for novice obstetrician on application of Naegele forceps. Video J Clin Res 2018; 1: 100001 VAM08JT 2018. http://www.videojournalofclinicalresearch.com/archive/abstract/100001VAM08JT2018

6) e医学会 動画配信「安全・確実な吸引・鉗子遂娩術」2．鉗子分娩の基礎とシミュレーション講習 https://www.eigakukai.jp/user_service/kaiin_portal/e_learning/movie.htm?proc_kind_main=1&num=14&movie_code=120180424200700129

7) J Takeda, S Takeda: Techniques for the Forceps Procedure. New Assessment of Fetal Descent and Forceps Delivery. Springer, Heidelberg, 2018.
8) Konstantinos Papadakis: Forceps deliveries in Scotland: current practice, training opportunities and national trends. Hypertens Res Pregnancy 2018; in press.

鉗子牽引は恥骨後面の角度に沿って，通常よりさらに下方の1位方向に引くと初動が得られる。牽引と同時に恥骨上を圧迫し児頭圧出法を併用するとよい。動き始めればすぐに2位3位と回旋し，児頭は容易に娩出される。初動があれば牽引をやめ誘導するのみでよい。

骨盤位牽出術を行う場合は，万が一の場合に備えていつでも新生児蘇生を行える準備とNaegele鉗子の用意をしておく。

図5 Naegele鉗子による後続児頭鉗子

a：Naegele鉗子左葉挿入
Video：「後続児頭鉗子」 13:12
介助者に下肢を持ってもらい躯幹を垂直に把持してもらう。左葉の挿入。

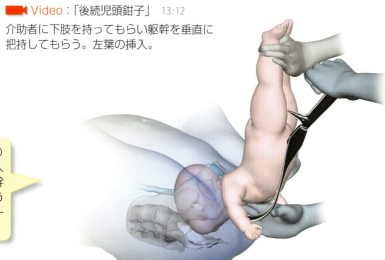

> 躯幹が邪魔となり入りにくいときは鉗子挿入と反対側，つまり躯幹を左側に傾けてもらうと鉗子挿入側にスペースができ入りやすい。

b：Naegele鉗子右葉挿入
Video：「後続児頭鉗子」 24:25
躯幹のため鉗子挿入が難しい場合は，躯幹を右に傾ける。

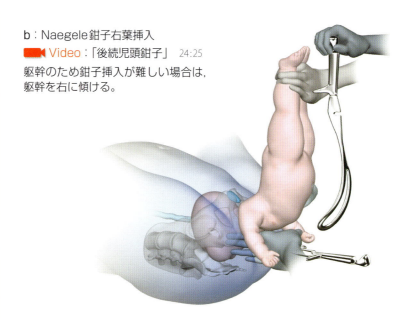

c：1位への牽引

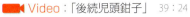Video：「後続児頭鉗子」 39：24

通常の頭位の牽引より強く1位方向へ牽引しないと動かないことが多い。恥骨後面の角度に沿って牽引する。

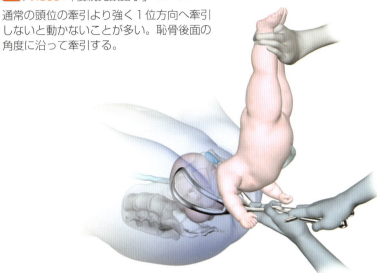

d：3位への誘導

◀ Video：「後続児頭鉗子」 45：24

1位への牽引により児頭が下降したら，2位，3位の方向へ誘導する。頭位と異なり，2位はほとんど意識せず，3位に誘導する。恥骨下端を軸に児頭を回旋させるようにする。

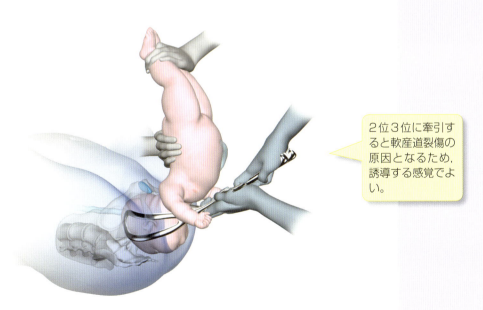

2位3位に牽引すると軟産道裂傷の原因となるため，誘導する感覚でよい。

（竹田　省）

3章 骨盤位

7 緊急帝王切開術の注意点

> **Point**
> - 骨盤位分娩は，いつでも迅速に緊急帝王切開術が施行できる体制で行う。
> - 先進部が下降しているため帝王切開時の児娩出が困難なことがあり，切開創部延長や出血量増大に注意する。
> - 骨盤位の特徴を理解し，愛護的に娩出する。
> - 内回転などの知識をもつ。

◆ 骨盤位帝王切開術の特徴

　骨盤位分娩中の緊急帝王切開術の特徴は，臍帯下垂や臍帯脱出など臍帯圧迫が突然かつ急激に発症することによる胎児機能不全が多く，児娩出に一刻を争うこと，先進部が下降しているため子宮峡部が展退し，伸ばされていることなどがある（表1）。このため骨盤位帝王切開術の知識，戦略を学び，緊急帝王切開術がいつでも可能な体制をつくることが必要となる。
　医師だけでなく看護師，助産師，パラメディカルとの知識の共有，迅速かつ緊密な連携，シミュレーショントレーニング教育など，多職種連携が重要である。

表1 骨盤位緊急帝王切開術の特徴とリスク

1. 胎児適応の緊急帝王切開術が多い。
2. 臍帯下垂・脱出など突発かつ急激な臍帯遮断による胎児機能不全が多い。
3. 子宮口開大度のわりに先進部が下降している。
    - 児の娩出が困難，助手による腟からの先進部押し上げが必要である。
    - 無理な操作で切開創が裂けやすい，出血が多くなる。
    - 胎児を把持する部位により骨折などの児損傷の原因となる。
    - 骨盤位娩出に慣れる必要がある。
    - 児頭がトラップされた場合，ニトログリセリン投与や切開創のJ字延長，逆T字切開を行う。
    - 横位などで娩出できない場合は，足部を把持し，内回転させる。
    - あるいは側部を把持して娩出するため切開創を児の足側に切り上げる。児背側や児頭側に切り上げない。
4. 子宮峡部が伸展している。
    - 横切開の位置がわかりにくい。
    - 低くなりやすく頸部や腟に切り込むことがある。
    - 筋層が薄く，切開時児損傷が起きることがある。
5. 予定帝王切開術に比べ，母児の合併症が多くなる。
6. 超緊急帝王切開術ができるような体制が要求される。

分娩中の管理

　骨盤位分娩中の緊急帝王切開術は，胎児機能不全や臍帯脱出，臍帯下垂などの緊急度の高いことが多い。このため骨盤位分娩を行う際には胎児心拍数，子宮収縮を連続モニタリングし，いつでも帝王切開術に切り替えられるようダブルセットアップで対応する。原則，分娩中は飲水のみ許可し絶食とする。血管確保のうえ，持続点滴にて輸液を施行する。

　分娩開始時には，超音波断層検査にて，胎位・胎向，先進部の状態，胎盤の位置，臍帯の走行，羊水量をもう一度チェックする。

　先進部の状態や臍帯下垂，occult cord prolapse（先進部を超えてはいないが，その付近に臍帯がある状況）を診断するには，経腟超音波検査を用いるとわかりやすい。子宮口開大や先進部の下降とともに適宜超音波断層検査にて臍帯走行や臍帯下垂の有無をチェックする。

　破水やコルポイリンテル脱出時には必ず内診し，臍帯下垂や脱出の有無に留意する。

occult cord prolapse
57ページ参照

胎児心拍異常や臍帯脱出時の対応

　突然持続する徐脈が発生したり，臍帯脱出などが発生した場合，内診して原因検索や臍帯位置の確認をする。

　先進部を押し上げて臍帯圧迫部の解除を図り，ニトログリセリンや塩酸リトドリンで陣痛を抑制し，手術室に搬送する。通常，心拍が回復することが多いが，児娩出まで子宮内の内診指を抜かず，先進部の挙上を維持する。技術的に自信がなければ，双胎第二児目であっても帝王切開を躊躇せず実施する[1]。筋緊張が乏しい児の骨盤位牽出術は難しく，特に両上肢が挙上すると解出に時間がかかり，さらに児の状態は悪化する。

 ## 帝王切開術

　一般的な帝王切開術と大きな相違はないが，子宮切開創を十分広く取ることが必要である（図1）。また，分娩中の緊急帝王切開術では，破水していたり，子宮峡部が展退により引き伸ばされ筋層が薄くなっており，子宮筋層切開時に児損傷が起こりやすいので注意する。

　児の娩出では，通常の骨盤位牽出術と同じように両鼠径部に示指をかけて殿部を把持し牽引する。決して指を大腿部にかけてはならない。骨盤位の帝王切開術でも児の骨折が報告されている。

図1　子宮切開創の延長
あらかじめ広めに子宮筋層を切開する。娩出困難な場合はJ字に切り上げるのがよい。嵌頓子宮などでは逆T字に切り上げる。

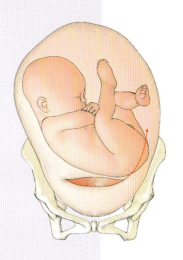 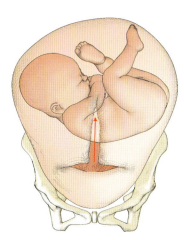 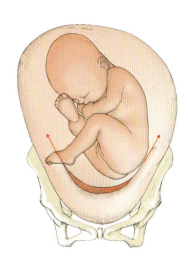

---

1) 竹田 省, 林 正敏, 臼井 真由美, ほか：双胎経腟分娩のリスクと管理. 産と婦 2002；69：876-83.

骨盤位牽出術
77ページ参照

81, 82ページの図参照

臍部まで娩出したら児背が母体の腹側を向くように誘導し，Bracht法の要領で児頭まで娩出する[2,3]（図2）。上肢がスムーズに娩出されない場合は上肢解出術を行う。児頭の娩出が困難な場合は，創部切開を延長する。

図2　Bracht法での肩甲・上肢および児頭の娩出

骨盤位牽出術同様に殿部を把持し，臍部まで牽引したら，児背が母体の腹側を向くように誘導し，子宮切開創の上縁を起点にBracht法のように躯幹を回転させる。自然と上肢，児頭が娩出される。

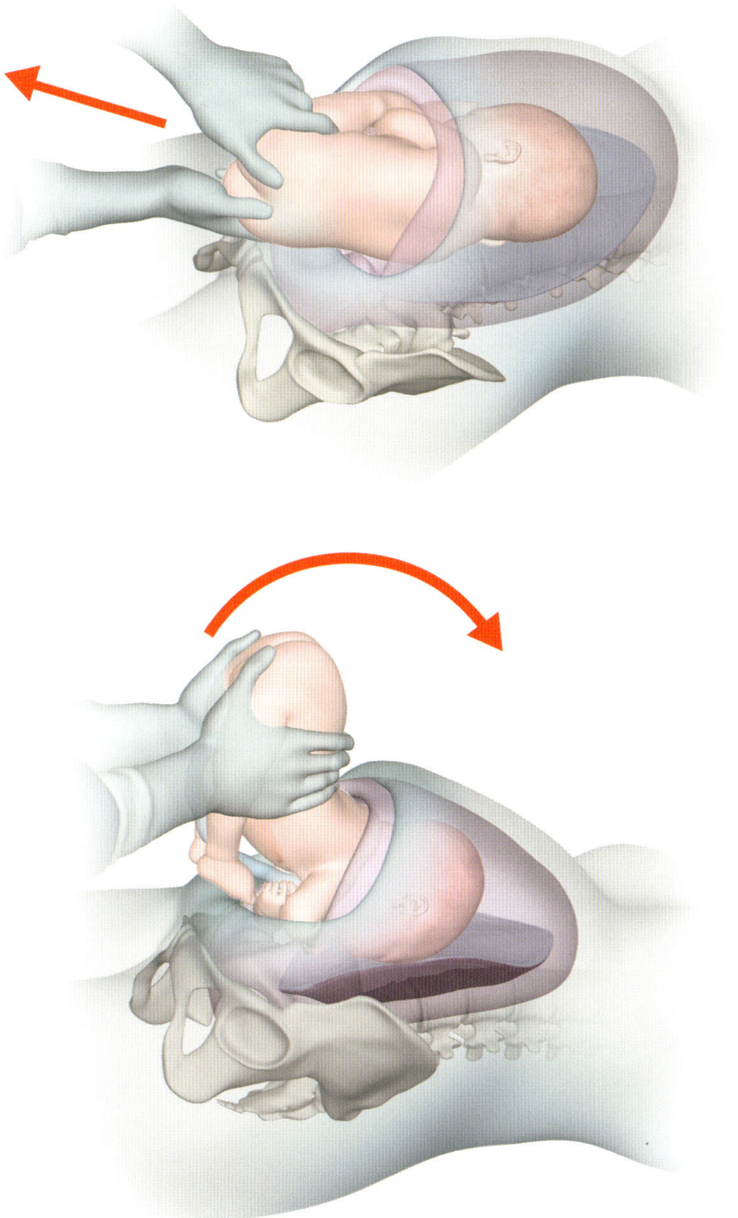

[2] 竹田 省：12．骨盤位娩出術，日産婦誌 2008；60：N92-9．
[3] 石川 源：適応別帝王切開術の注意点 4骨盤位，横位，嵌頓子宮，竹田 省（担当編集），OGS NOW 3 帝王切開術，p72-81，メジカルビュー社，東京，2010．

先進が下降した状態では，助手に腟から先進部を用手的に押し上げてもらい，術者の手と交換して児娩出を図る。

横位や斜位などになっているものでは，先進部が触れないので足部を探し，把持，牽出する。足部を触知するには内診指と子宮外壁からの外診指で児を回旋させながら行うとよい（図3）。

足部を触知する場合には，足関節部を把持する。下腿や大腿を把持すると骨折の原因となる。足部がわかりづらい場合，子宮筋層切開部を足のある方向に延長すると把持しやすく内回転させやすい。

娩出が困難な場合は躊躇せず切開創部をJ字や逆T字に延長して，無理なく娩出するほうがよい[3〜7]。

児頭がトラップされた場合でも，J字に延長して娩出する。この際，時間の余裕があれば，ニトログリセリンを投与すると子宮筋層弛緩が起こり，スムーズに娩出できる。

児頭が下降している場合や，骨盤位，早産などの帝王切開術では，あらかじめ麻酔科にニトログリセリンの準備を依頼しておく。

図3　足部を把持しての内回転法

児足部の内踝，外踝をしっかり三指で把持し，切開創部まで牽引する。このとき子宮外壁から切開創に児殿がついてくるように誘導する。

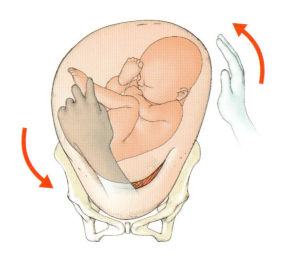

（竹田　省）

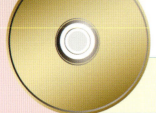

付属DVDについて

付属DVD

- 添付のDVDは「DVD-Video」です。
- DVDプレイヤー，DVD再生機能のあるパソコンでご覧いただけますが，一部のパソコン，プレイヤーでは再生できない可能性があります。
- DVD再生ソフトが入っていないパソコンの場合は，ソフトのインストールをお願いいたします。
- このDVD-Videoを無断で複写，複製，放送，有線放送，営利目的の上映等に使用することは，著作権法上での例外を除き禁じられています。

メニュー画面

- DVDをセットすると，メニュー画面のトップページが起動します。
- メニューには，動画が収録されている項目が表示されます。ご覧になりたい項目をクリックすると，動画の再生が始まります。
- 再生が終了すると，メニュー画面に戻ります。

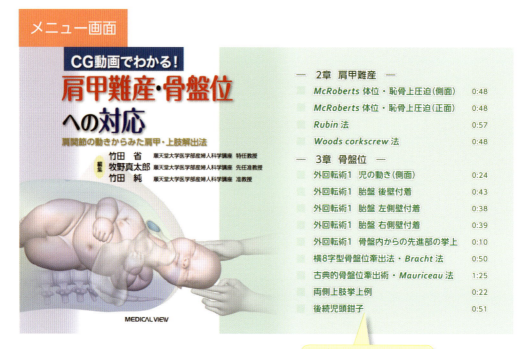

項目をクリックすると動画を再生します。

DVD動画一覧

2章　肩甲難産

McRoberts体位・恥骨上圧迫（側面）	0:48
McRoberts体位・恥骨上圧迫（正面）	0:48
Rubin法	0:57
Woods corkscrew法	0:48

3章　骨盤位

外回転術1　児の動き（側面）	0:24
外回転術1　胎盤　後壁付着	0:43
外回転術1　胎盤　左側壁付着	0:38
外回転術1　胎盤　右側壁付着	0:39
外回転術1　骨盤内からの先進部の挙上	0:10
横8字型骨盤位牽出法・Bracht法	0:50
古典的骨盤位牽出術・Mauriceau法	1:25
両側上肢挙上例	0:22
後続児頭鉗子	0:51

Index

あ

意図的な鎖骨骨折	44
会陰切開術	23, 32
塩酸リトドリン	108
横位	62
オキシトシン	22, 54

か

外回転術	51
ガイドライン	51, 52, 63
開腹・子宮切開	21, 42
肩関節の内旋	5, 6, 13, 27, 32, 35, 37, 42
肩幅	2
鉗子分娩	15, 22
完全複殿位	47
器械分娩	15
逆行性の娩出	42
挙上	2
巨大児	13
緊急帝王切開術	50, 52, 53, 55, 106, 107
躯幹の把持	80
計画的経腟分娩	57
計画的帝王切開	57
頸部過伸展	47
肩甲・上肢解出（娩出）法	3, 7
肩甲難産	3, 12
－のリスク因子	13
肩甲の解出	7
肩甲の先進	4
後続児頭鉗子	103
骨盤位	42, 46
－の危険因子	56
－の原因	49
骨盤位外回転術	63, 71
骨盤位牽出術	3, 46, 77
骨盤位症例専門外来	65
骨盤位分娩	46, 50
－の適応基準	53
骨盤傾斜角	24
骨盤斜径	2
骨盤誘導線	24
古典的肩甲上肢解出法	2, 10, 77
古典的骨盤位牽出術	89, 94
コルポイリンテル	53

さ

臍帯圧迫	50, 79
臍帯下垂	53, 58, 76, 79, 107
臍帯脱出	53, 79, 107, 108
鎖骨骨折	19, 61
産道裂傷	60
弛緩出血	60
子宮底圧迫法	27
膝位	47
児頭骨盤不均衡	3
常位胎盤早期剥離	70
上肢解出法	3
上肢挙上	61, 95
上腕骨骨折	19, 61
上腕神経叢麻痺	16, 61
人員の確保	21
新生児蘇生	22, 42
－の準備	21
脊髄損傷	62
遷延分娩	61
前期破水	59
潜在性臍帯下垂	57
全膝位	47
先進	2
全足位	47
全麻痺型	16
早産	57
双胎	79
双胎第二児骨盤位	79
－分娩	79
足位	47
足位内回転術	62

た

- 大横径 ... 3
- 胎児機能不全 ... 50, 61, 78, 79
- 胎児心拍異常 ... 70
- 大腿骨骨折 ... 61
- 胎盤剥離 ... 71, 79
- 単殿位 ... 47
- 恥骨結合切開 ... 44
- 恥骨上圧迫 ... 2, 20, 22, 27, 32, 62
- 超音波検査 ... 49
- 帝王切開 ... 14, 47, 50, 51, 62
- 帝王切開術 ... 42, 52, 53, 106
- 低酸素性虚血性脳症(HIE) ... 19
- 殿位 ... 46
- 同名手 ... 35

な

- 内回転法 ... 110
- 内旋 ... 2, 7, 9
- ニトログリセリン ... 107, 108

は

- 微弱陣痛 ... 60
- 複殿位 ... 47
- 腹部臓器損傷 ... 62
- 不全膝位 ... 47
- 不全足位 ... 47
- 不全複殿位 ... 47
- 分娩様式 ... 51

ま や ら

- 無痛分娩 ... 15, 22
- 迷走神経反射 ... 62
- メトロイリンテル ... 53
- 横8字型骨盤位牽出術 ... 2, 10, 77, 83, 94
- 予定帝王切開術 ... 107

- 両肩軸の回旋・誘導 ... 5, 6
- 両側会陰切開術 ... 21, 22, 38
- 腕神経叢麻痺(BPI) ... 16

欧文

- BPI ; brachial plexus injury ... 16
- Bracht法 ... 10, 84, 87, 99, 109
- Dührssen切開 ... 58
- Erb-Duchenne麻痺(上腕型麻痺) ... 16, 61
- flying foetus ... 47, 62
- HIE ; hypoxic ischemic encephalopathy ... 19
- Klumpke麻痺(前腕型麻痺) ... 16
- Kristeller胎児圧出法 ... 27
- Leopold触診法 ... 49
- Løvset法 ... 83, 85, 86, 88
- Maul法 ... 88
- Mauriceau法 ... 62, 77, 89, 93, 94, 100, 103
- McRoberts体位 ... 20, 22, 24, 32
- Müller法 ... 83, 87, 89
- Naegele鉗子 ... 103
- nuchal arm ... 7, 35, 61, 95
- occult cord prolapse ... 53, 54, 107
- Prague法 ... 102
- reverse corkscrew法 ... 2, 5, 21
- Rubin法 ... 2, 5, 7, 9, 20, 22, 32, 37, 42
- Schwartz法 ... 2, 20, 22, 35, 42
- star-gazer fetus ... 47, 62
- Veit-Smellie法 ... 100, 103
- Woods corkscrew法 ... 2, 5, 21, 22, 37, 42
- Zavanelli法 ... 21, 42, 59

CG動画でわかる！ 肩甲難産・骨盤位への対応
肩関節の動きからみた肩甲・上肢娩出法

2019年 4 月 1 日　第 1 版第 1 刷発行

■編　集　　竹田　省　　たけだ　さとる
　　　　　　牧野真太郎　まきの　しんたろう
　　　　　　竹田　純　　たけだ　じゅん

■発行者　　三澤　岳

■発行所　　株式会社メジカルビュー社
　　　　　　〒162-0845　東京都新宿区市谷本村町2-30
　　　　　　電話　03（5228）2050（代表）
　　　　　　ホームページ http://www.medicalview.co.jp/

　　　　　　営業部　FAX 03（5228）2059
　　　　　　　　　　E-mail　eigyo@medicalview.co.jp

　　　　　　編集部　FAX 03（5228）2062
　　　　　　　　　　E-mail　ed@medicalview.co.jp

■印刷所　　シナノ印刷株式会社

ISBN978-4-7583-1758-0 C3047

©MEDICAL VIEW, 2019. Printed in Japan

- 本書に掲載された著作物の複写・複製・転載・翻訳・データベースへの取り込みおよび送信（送信可能化権を含む）・上映・譲渡に関する許諾権は，（株）メジカルビュー社が保有しています．
  JCOPY〈出版者著作権管理機構　委託出版物〉
  本書の無断複製は著作権法上での例外を除き禁じられています．複製される場合は，そのつど事前に，出版者著作権管理機構（電話 03-5244-5088，FAX 03-5244-5089，e-mail：info@jcopy.or.jp）の許諾を得てください．

- 本書をコピー，スキャン，デジタルデータ化するなどの複製を無許諾で行う行為は，著作権法上での限られた例外（「私的使用のための複製」など）を除き禁じられています．大学，病院，企業などにおいて，研究活動，診察を含み業務上使用する目的で上記の行為を行うことは私的使用には該当せず違法です．また私的使用のためであっても，代行業者等の第三者に依頼して上記の行為を行うことは違法となります．